DU PRONOSTIC

DANS

LES MALADIES

AIGUES.

Par M. LE ROY, Professeur en Médecine au Ludovicée de Montpellier,
Membre de la ci-devant Société Royale
de la même Ville, et de celle de
Londres, etc.

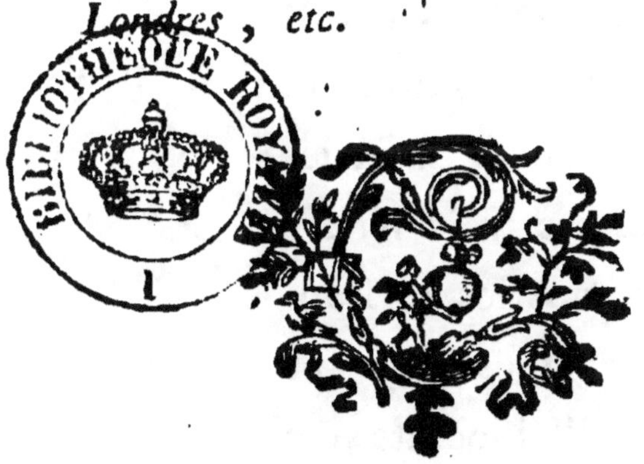

A MONTPELLIER;

De l'Imprimerie de FONTENAY-PICOT,
Place des ci-devant Capucins, n°. 200.

1797.

AVERTISSEMENT.

ON trouvera dans le cours de cet Ouvrage, trois especes différentes de renvois. Les chiffres contenus entre deux parentheses, annoncent un rapport marqué entre le paragraphe où ils se trouvent, et celui qu'ils indiquent, et qu'ils invitent à confulter. Les chiffres précédés d'une étoile, renvoient aux notes *pag.* 169 *et suiv.* Enfin les chiffres précédés de ces trois lettres *Hip.* renvoient aux Pronostics d'Hipocrate sur les maladies aiguës, *pag.* 126 *et suiv.* Ces Pronostics d'Hipocrate sont disposés à peu près dans le même ordre que les miens. Mais j'ai soin d'indiquer à la fin de chacun de ceux-là, l'ouvrage d'Hipocrate, et le paragraphe d'où

a

ils sont tirés. J'ai suivi Zuinger (1)
dans les nombres qui distinguent les
paragraphes des prénotions, et ceux
des prénotions coaques. On a oublié
aux pronostics qui se tirent des urines
(§. 190 *et suiv.*) de renvoyer à ceux
d'Hipocrate 156 *et suiv.* qui s'y rapportent. Le Lecteur corrigera aisément
cette petite omiſſion. Il ne lui sera pas
difficile de reconnoître ceux de ces
pronostics où je n'ai fait que traduire
ou imiter tel ou tel des pronostics
d'Hipocrate.

---

(1) *Magni Hippocratis coi opuscula aphoris-
tica,* etc. *Basileæ* 1748.

PRÉFACE.

LE mot *pronostic* est grec. Rendu littéralement, il signifie une connoissance anticipée de ce qui doit arriver. Le pronoſtic en Médecine est donc une une prévision, une connoissance anticipée des événements auxquels la situation des malades donne lieu de s'attendre. On appelle signes pronostics, tous ceux qui peuvent servir de fondement à une pareille prévision.

Un Médecin ne visite pas une personne attaquée d'une maladie qui ait la moindre apparence d'être grave, qu'on ne lui demande ce qu'on doit espérer ou craindre de ses suites : et il ne peut se dispenser de répondre à de pareilles questions, sans s'exposer à donner une mauvaise opinion de ses lumieres, ou de son caractere.

Nous sommes donc continuellement dans la nécessité d'exercer l'art du pronostic, qui d'ailleurs est très-avantageux au Médecin qui parvient à y exceller. Ses pronostics confirmés par les

événements, ne peuvent qu'augmenter
sa considération, en donnant une haute
idée de ses talens et de son expérience.
Et si quelqu'un de ses malades succombe à la violence de son mal, l'art
du pronostic le met à l'abri d'être blâmé
des personnes judicieuses ; puisqu'il
aura fait connoître d'avance, ou que
la maladie étoit pleine de danger, ou
même qu'elle étoit supérieure à toutes
les ressources de l'art *Hip. I* Rien au
contraire de plus capable de perdre un
Médecin de réputation, que les erreurs
frappantes et réitérées dans le pronostic.

L'habileté du Médecin dans l'art du
pronostic, lui est donc très-utile pour
établir ou assurer sa considération. Elle
assure aussi son repos, sa tranquillité
dans l'exercice de son art. Dépourvu
de ce talent, il vivroit dans une per-
plexité continuelle. Il se verroit exposé
à essuyer chaque jour de nouvelles
mortifications.

Le malade y trouve aussi de grands
avantages. Il est souvent traité avec
d'autant plus d'intelligence et de succès, que le Médecin connoît mieux et
de plus loin, tout ce qu'on doit craindre

de la maladie, ou espérer des ressources de la nature. Prévoyant de loin le danger, il emploiera promptement les remedes les plus efficaces pour en garantir le malade. Lorsqu'il observera au contraire que sa situation n'a rien d'alarmant, que la nature fait tout ce qu'il faut pour le guérir : il se gardera bien de le fatiguer, de l'affoiblir par des remedes au moins superflus, souvent nuisibles. *Hip ibid.*

Le pronostic a d'ailleurs un rapport intime avec le diagnostic. L'un et l'autre suppose de la finesse dans l'observation, et une longue et constante habitude d'examiner et d'apprécier tous les signes que présentent les maladies. L'habileté à les distinguer les unes des autres, l'habileté à distinguer les variétés, les cas multipliés de chacune de ces maladies, fait la base de leur pronostic, comme de leur traitement. Nos connoissances dans le diagnostic et dans le pronostic, ont donc entre elles une liaison intime. Elles sont le fruit des mêmes études. Elles sont pour l'ordinaire possédées à peu près au même degré, par les Médecins qui parviennent à se distinguer et à jouir d'une réputation soutenue dans l'exercice de leur art.

« Les signes qu'on observe dans les maladies, annoncent quelquefois une guérison certaine ; quelquefois une mort assurée. Souvent aussi moins décisifs, ils ne donnent que de justes raisons d'espérer ou de craindre, ou même ne font entrevoir que l'entiere incertitude de l'événement. Un Médecin honnête mesurera toujours l'énoncé de son pronostic sur ces différens degrés de certitude ou de probabilité que présentent les signes qu'il observe. On accuse quelque Médecin d'user de politique, et de trahir la vérité dans leurs pronostics ; les uns, en écartant dans les cas les plus graves toute idée de danger, dans la crainte de voir appeller en consultation quelques-uns de leurs Confreres, et d'être obligés de partager avec eux la gloire de la guérison. D'autres, au contraire, donnent pour très-dangereuses presque toutes les maladies qui leur sont confiées, afin de tirer plus de gloire de leurs moindres succès. La probité ne peut se concilier avec de semblables artifices, qui d'ailleurs portent souvent les plus fâcheuses atteintes à la considération de ceux qui les emploient : soit que leur charlatanerie vienne à se découvrir ; soit que l'événement trop souvent contraire à leurs pronoftics, les expose à être taxés d'ignorance.

Lorsqu'on annonce d'une maniere positive & précise, que tel malade mourra ; que la guérison de tel autre est assurée ; que celui-ci aura tel jour une hémorrhagie critique par le nez ; qu'un autre guérira par une abondante expectoration, parune sueur, &c. : de tels pronostics prennent le nom de prédictions.

Pour peu qu'une maladie soit grave de sa nature, ce ne sera que sur le concours des signes les plus décisifs, qu'un Médecin prudent se déterminera à prononcer affirmativement que la guérison est prochaine et assurée. Le plus souvent il se contentera de faire connoître les signes qui donnent lieu de l'espérer. On ne doit pas être moins réservé sur les prédictions de mort inévitable, et particuliérement dans les maladies aiguës, où, comme l'observe Hipocrate, les fignes qui annoncent la mort ou la guérison, sont

en général un peu moins certains que
dans les maladies chroniques. Les Médecins prudens et consommés prédi-
sent peu, mais aussi ont-ils rarement
le désagrément de voir leurs prédictions contredites par l'événement. *Hip.*
7, 8.

Lorsqu'on apperçoit dans une maladie des signes salutaires, on doit, autant qu'il est possible, les faire connoître au malade, afin d'établir dans
son ame ce calme, cette confiance qui
contribuent si fort au succès des remedes, et à sa guérison.

On ne sauroit au contraire user de
trop de prudence, lorsqu'on se croit
obligé de faire connoître le fâcheux
pronostic qu'on porte sur une maladie.
Il seroit barbare d'en instruire le malade lui-même, et de le jetter par un tel
aveu, dans la crainte et l'abattement:
passions de l'ame qui troublant la nature dans ses opérations, seroient capables de le priver des ressources qu'elle
emploie quelquefois si heureusement,
et contre l'attente des Médecins les plus
éclairés. On doit même, en pareil cas,
ménager la sensibilité des personnes
que les nœuds du sang ou de l'amitié

font intéresser plus vivement au sort du malade. Mais il convient de confier de tels pronostics à une personne judicieuse, distinguée, s'il est possible, par sa piété, qui ait quelqu'empire sur l'esprit du malade, et qui soit capable d'agir de sang froid. De cette maniere, le Médecin fera parvenir, avec ménagement, ses craintes à la famille du malade : il le déterminera lui-même à régler ses affaires temporelles et celles de sa conscience, par de simples motifs de prudence et de dévotion. Il continuera cependant de le rassurer, en l'abordant avec la même sérénité. Il feindra de n'avoir aucune part aux précautions qu'il a lui – même inspiré de lui faire prendre.

Le pronostic doit sa naissance et ses progrès à la seule observation. Hipocrate a suivi la meilleure maniere d'écrire sur cette partie de la Médecine, et de la porter par degrés au plus haut point de perfection Il expose simplement et briévement les faits, c'est-à-dire, les résultats de ses observations, relativement à la signification pronostique des symptomes que présentent les maladies. Presque toutes ses asser-

.tions sur cet objet, sont autant de notes qui paroissent avoir été faites au lit
du malade. C'est en se conduisant de
cette maniere, qu'il a tellement excellé
dans le pronostic, que malgré leur an-
cienneté, ceux de ces ouvrages qui en
traitent, forment encore aujourd'hui
une espece de mine où les Praticiens
attentifs découvrent tous les jours de
nouvelles vérités d'observations qui
ne lui avoient pas échappé.

Presque tous ceux qui l'ont suivi
dans cette carriere, semblent s'être
écartés de la route qu'il falloit tenir
pour nous bien faire connoître ses ouvrages, et pour augmenter le fond de
nos connoissances sur le pronostic. A
force de le nommer divin, ils semblent
être parvenus à se persuader qu'il en
avoit quelque chose, et que dans aucune occasion, il n'a pu être sujet à
l'erreur. Au lieu de nous ramener sans
cesse à l'observation, au lit des malades, à des détails sur les maladies :
leur usage est d'établir la vérité d'une assertion d'Hipocrate sur l'autorité d'une
ou de plusieurs autres assertions du
même Auteur. Ils semblent avoir borné
toute leur ambition à la gloire de le

commenter, c'est-à-dire, de noyer ses précieuses observations dans des volumes effrayants de citations et de théories incohérentes. On ne voit pas dailleurs qu'ils aient rien osé par eux-mêmes : qu'ils aient fait aucun effort remarquable pour perfectionner cette partie intéressante de la Médecine.

Ce n'est point au raisonnement spéculatif qui nous égare continuellement : c'est à l'expérience, seule qu'il appartient d'établir la vérité des assertions pronostiques d'Hipocrate ; d'expliquer, de développer celles qui en ont besoin : et de tels commentaires doivent être courts , puisqu'il ne s'agit , le plus souvent, que d'indiquer les cas dans lesquels ces assertions peuvent se vérifier au lit des malades.

Prenant toujours l'expérience pour le seul arbitre de nos opinions , et suivant l'exemple des plus judicieux admirateurs d'Hipocrate , nous sommes obligés de reconnoître que dans le nombre des pronostics qu'on trouve dans le recueil de ses ouvrages , il y en a beaucoup de défectueux. Les uns sont évidemment contraires à l'observation. D'autres sont énoncés d'une maniere générale, tandis qu'ils appartiennent à des cas particuliers. Quelquefois peu exact dans ses expressions, il donne pour certains des pronostics qui ne sont pas probables. Souvent il donne pour mortels, des signes qui n'annoncent qu'un danger plus ou moins pressant. Quelques-uns de ses pronostics sont inintelligibles par l'incohérence manifeste du discours. Il y en a d'autres enfin dont on n'a pu saisir jusqu'à présent le véritable sens et l'application, faute de connoître les cas auxquels ils se rapportent. Faire entrer indistinctement tous ses pronostics dans un ouvrage tel que celui-ci, ce seroit faire un mélange absurde d'assertions qui sont en partie conformes à l'expérience, en partie, ou défectueuses, ou évidemment contraires à la vérité : ce seroit augmenter sans aucun fruit le nombre des compilations, dont la Médecine n'est déjà que trop surchargée.

Voulant donc essayer nos forces dans ce genre, et tâcher de suivre la route que nous a tracé ce grand homme, notre premier soin doit être de dépouiller toute vénération superstitieuse pour ses ouvrages, et d'oser comparer ses pronostics avec nos observations. Adoptant sans réserve ce qu'il a de meilleur sur cet objet, nous devons énoncer avec plus d'exactitude et de précision, ceux de ses pronostics que l'expérience démontre avoir besoin d'une telle réforme, et négliger ceux dont nous ne connoissons pas la conformité avec l'expérience, ou qui nous paroissent lui être contraires. Un tel choix des pronostics d'Hipocrate, doit sans doute faire la base, mais non tout le corps de la doctrine pronostique. Il convient d'y faire entrer les meilleures observations de ce genre, qu'on trouve dans nos Auteurs, et d'y joindre celles qui peuvent être le fruit de notre expérience particulière. Tous ces pronostics doivent être rendus faciles à saisir et à retenir, en les rangeant dans un ordre clair et méthodique. Ils doivent être éclairés, autant qu'il est possible, des lumieres que les fréquentes ouvertures de cadavres ont répandu sur cette partie de la Médecine. Telles sont les dispositions dans lesquelles j'ai entrepris cet ouvrage.

Dans le nombre presqu'infini des

signes que présentent les maladies aiguës, il y en a seulement quelques-uns qui sont particuliers à telle ou telle de ces maladies. Tous les autres leur sont communs, et ont à peu près la même signification pronostique, soit dans les inflammations de poitrine, soit dans les fievres continuës, dans la petite vérole, dans les plaies graves, &c. De là l'utilité de traiter du pronostic de ces maladies en général, et avec les détails et l'étendue qu'il mérite, et qu'on ne peut donner au pronostic particulier de chacune de ces maladies, sans tomber dans des répétitions continuelles. Hipocrate avoit senti toute l'utilité dont pouvoit être un tel ouvrage, et il l'a exécuté dans son Livre des prénotions, le meilleur peut-être, au moins le plus exact, le plus soigné de ceux qui nous restent de lui.

Celui-ci a été fait sur le même plan. Il est destiné particuliérement à l'usage des jeunes Praticiens. J'espere qu'il pourra contribuer à accélérer leurs progrès dans l'art du pronostic; à leur faciliter l'intelligence des ouvrages d'Hipocrate; à leur faire sentir le peu de goût et de discernement de la plûpart de ses commentateurs ; à leur applanir enfin une partie des difficultés qu'il nous a fallu surmonter pour nous instruire dans cette partie intéressante de la Médecine.

Me bornant à la simple exposition des faits, j'ai tâché d'être concis, sans devenir obscur. Je me suis rarement permis de parler de signes pronostics que mon expérience ne m'eût pas mis à portée de vérifier : et si je me suis écarté quelquefois de la loi que je m'étois imposée à cet égard , ce n'a été que pour un petit nombre de pronostics dont la vérité m'a paru constatée par des observations si nombreuses , et d'un si grand poids , que c'eût été passer les bornes d'une sage réserve que de ne pas les insérer dans cet ouvrage.

On trouvera une grande variété de rapports entre les pronostics d'Hipocrate , et ceux de cet ouvrage qui y renvoient. Quelquefois mon paragraphe ne sera qu'une simple traduction de l'assertion d'Hipocrate. Quelquefois il l'étendra, la développera. Dans d'autres cas , le sens de mon pronostic s'éloignera plus ou moins de celui du

pronostic d'Hipocrate. On sentira aisément les raisons qui m'ont déterminé
dans ces différens cas. Une simple traduction convenoit lorsque l'assertion
d'Hipocráte étoit claire et évidemment
conforme à l'expérience. Il étoit utile
de l'étendre, de la développer, toutes
les fois qu'elle étoit énoncée trop briévement, et qu'elle manquoit des détails
nécessaires pour la rendre claire et
facile à saisir. Enfin constant à mes
principes ; ne donnant rien à la seule
autorité ; donnant tout à l'expérience,
à l'observation, j'ai dû altérer plus ou
moins le sens de tel ou tel pronostic
d'Hipocrate, toutes les fois que l'expérience m'a paru l'exiger.

Nos conjectures pronostiques différent entr'elles par des nuances multipliées, relativement à leur degré de
probabilité. Souvent elles ne s'élévent
qu'à une présomption plus ou moins
forte. Dans d'autres cas, elles touchent
de près ; quelquefois même elles attei-
gnent à la certitude. J'ai fait mon possible pour que l'énoncé de chaque
pronostic, fût mesuré sur le degré de
probabilité que je crois lui appartenir.

PRONOSTIC

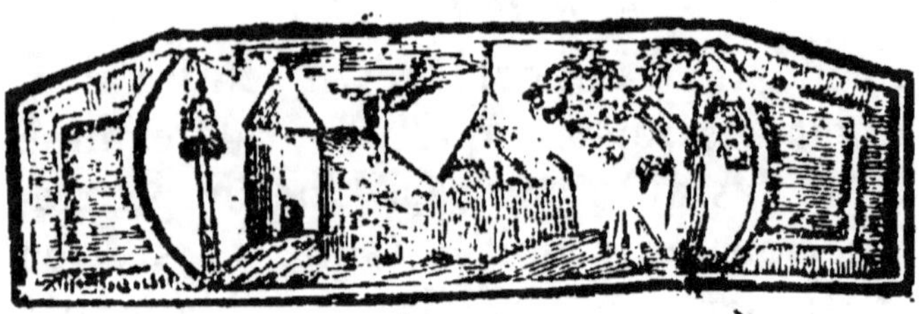

DU PRONOSTIC

DANS LES

MALADIES AIGUËS.

Pour ranger avec ordre dans sa mémoire les signes pronostics qui appartiennent aux maladies aiguës : pour se mettre en état de les observer, de les apprécier chez les malades, il est sur tout essentiel de considérer par quelle suite d'effets ces maladies deviennent dangereuses ou mortelles, et comment elles se guérissent.

C'est la cessation permanente de la circulation du sang qui constitue la mort. Tel est le terme auquel aboutissent toutes les maladies mortelles. Tel est donc le dernier effet de ces maladies, d'affoiblir successivement et par degrés cette fonction, jusqu'au moment où elle s'éteint. Cet effet est intérieur à la vérité, il est hors de la portée de nos sens : mais il y devient accessible par un nombre d'effets secondaires et sensibles qui en dérivent, et qui sont autant de signes de cet effet

A

intérieur de la maladie. Ces signes d'une circulation languissante et prête à s'éteindre, sont
principalement une excessive foiblesse de tout le
corps, du pouls, du regard ; une extrême altération des traits de la physionomie, un froid permanent des extrêmités, des traces de lividité
au bout des doigts des pieds, des mains, en
quelques endroits du visage : l'expérience jour-
naliere démontre la connexion de ces effets
secondaires et sensibles, avec la langueur de
la circulation du sang qui les produit, et qu'ils
indiquent. Le plus ou moins de sagacité du
Médecin à prévoir la mort prochaine d'un malade, dépend donc de son degré d'habileté à
saisir ces signes. Elle dépend aussi de son attention aux autres signes qu'a présenté, ou que
présente encore la maladie, et qui affoiblissent
ou confirment le pronostic d'une mort inévitable et prochaine, suivant qu'ils indiquent, ou
que les visceres sont dans leur état d'intégrité,
ou que quelqu'un d'entr'eux est affecté. griévement.

Il est rare en effet que l'affoiblissement successif et l'entiere cessation de la circulation du
sang, soit l'effet immédiat de la maladie. Elle
porte ordinairement ses premieres atteintes sur
tel ou tel viscere qui, affecté à un degré mortel,
occasionne à son tour l'affoiblissement successif
et l'entiere cessation de la circulation du sang.

(3)

Dans le commencement d'un grand nombre de
maladies aiguës qui deviennent mortelles, les forces vitales paroissent augmentées, loin d'être
affoiblies. Lorsqu'elles s'affoiblissent au point de
donner lieu de prévoir une mort prochaine, cet
événement paroît presque toujours évidemment
déterminé par l'influence de la maladie sur tel ou
tel viscere, par l'affection grave & irrémédiable
qu'elle y a produite. Sans parler de la péripneumonie, de l'inflammation du foie, et d'autres maladies de ce genre, où l'affection inflammatoire
de tel ou tel viscere, est manifeste dès leur commencement : c'est une chose connue que les fievres aiguës qu'on nomme essentielles, que les
fievres éruptives, la petite-vérole par exemple,
la rougeole, ne deviennent mortelles, qu'autant
qu'il survient dans leurs cours une affection grave
& irrémédiable de quelque partie intérieure.
Tantôt leur influence mortelle est déterminée sur
le cerveau ou sur ses meninges ; tantôt sur le poumon ou sur la plévre ; quelquefois sur un ou sur
plusieurs visceres du bas-ventre.

Quoique par leur nature particuliere, les fievres
pestilentielles et malignes paroissent porter immédiatement une impression d'affoiblissement sur les
organes de la circulation, sur les forces vitales,
elles deviennent cependant mortelles de la même
maniere. Il arrive à la vérité quelquefois dans la
peste, que la circulation du sang est pour ainsi dire

A 2

suffoquée, que le malade succombe dans le frisson même qui fait le début de la maladie. Une syncope survenue dans le cours d'une fievre pestilencielle ou maligne, suffit quelquefois pour occasionner la mort qui paroît alors déterminée par la seule impression de la maladie sur les organes de la circulation du sang ; mais ces événemens sont rares. La marche ordinaire de ces maladies, lorsqu'elles deviennent mortelles, c'est d'exciter, soit dès le commencement, soit dans leur cours, une affection irrémédiable de tel ou tel viscere. C'est ce que démontre la succession des symptomes que présentent ces maladies, quand elles se terminent par la mort. Dans quelques unes ce sera un délire phrénétique, dans d'autres ce sera une affection soporeuse, ce seront quelquefois des convulsions épileptiques qui caractériseront la fâcheuse influence de la maladie sur le cerveau et sur ses meninges. Un point de côté très-douloureux, une grande difficulté de respirer, annonceront son influence sur le poumon ou sur la plevre. Un météorisme excessif du bas-ventre, une tumeur sensible et douloureuse survenue dans telle ou telle partie de cette cavité, marqueront dans d'autres cas les funestes effets de la maladie sur un, ou sur plusieurs visceres du bas-ventre.

Les ouvertures des sujets qui ont succombé à des fievres aiguës, soit essentielles ou symptoma.

riques , soit inflammatoires ou malignes , confirment ce que je viens d'avancer sur les causes intérieures des symptomes qu'elles développent. Elles démontrent la connexion de ces symptomes avec les affections intérieures qu'ils indiquent. Elles démontrent qu'il est bien rare qu'un homme succombe à une fievre aiguë , sans que l'ouverture de son cadavre ne fasse voir la funeste impression que la maladie avoit portée sur telle ou telle partie intérieure où elle avoit produit , soit un engorgement , soit une inflammation ou un abscès , ou la gangrene , ou des pustules purulentes , des pustules , des taches gangréneuses ; enfin quelquefois un épanchement dans l'une des trois cavités.

Nos Livres sont pleins d'observations qui établissent la vérité de cette doctrine , qui d'ailleurs est adoptée par tous les Médecins qui portent quelqu'attention dans l'exercice de leur art. De là leur usage de diriger à chaque visite leurs interrogations , leur examen , de maniere à se bien éclaircir sur l'état de souffrance ou d'intégrité des visceres. De là ces expressions qui leur sont si familieres en consultant pour des malades attaqués de fievres aiguës : *Les visceres, les cavités sont libres ; ou au contraire la maladie menace de porter, ou elle porte à la tête, à la poitrine, au ventre ; elle affecte tel ou tel viscere : cette affection paroît peu considérable, ou elle paroît grave.* Toutes expressions qui , dans le langage des Praticiens, marquent d'un seul mot l'espérance ou la crainte que leur inspirent les symptomes que présente la maladie, suivant qu'ils ont lieu d'en présumer que les visceres sont intacts, ou qu'ils sont affectés plus ou moins griévement.

Telle est donc la marche ordinaire des maladies lorsqu'elles deviennent mortelles. Elles affectent griévement tel ou tel viscere, et cette affection portée à un certain degré occasionne l'affoiblissement suscessif, et l'entiere cessation de la circulation du sang. Telle est-même la marche ordinaire des plaies pénétrantes, des plaies, des inflammations, des gangrenes des parties extérieures. Si une opération de la taille est suivie de la mort, ce sera à raison de l'inflammation de la vessie et des parties voisines. La maladie mortelle, qui sera la suite de cette opération, développera d'abord une fievre vive, une rénitence, une douleur, une extrême sensibilité dans la région hypogastrique, qui indiquera l'inflammation des parties que je viens de nommer; et cette inflammation parvenue à un certain degré, occasionnera l'extrême affoiblissement du pouls, et tous les autres signes avant-coureurs d'une mort inévitable et prochaine. Si l'inflammation d'une partie tendineuse, si une fracture compliquée, une amputation, sont suivies de la mort: on observe dans le cours de ces maladies, indépendamment de la fievre, ou un délire phrénétique, ou un tetanos, ou une affec-

tion soporeuse , ou une grande difficulté de res=
pirer , un point de côté , ou tel autre symptome
qui caractérise la funeste influence de la maladie
sur tel ou tel viscere : et à la suite de pareils symptomes , ceux qui sont les signes d'une circulation
languissante et prête à s'eteindre. Il est donc essentiel de connoître dans le plus grand détail les signes
qui indiquent l'intégrité des viscères , le bon état
des principaux organes de la circulation du sang ,
et ceux qui marquent au contraire l'influence plus
o moins fâcheuse des maladies aiguës sur ces
organes , ou sur les visceres. Ceux·ci annoncent
toujours un danger plus ou moins pressant : les
premiers nous rassurent. Ces signes tirés de l'exacte observation des symptomes différens que présentent les maladies aiguës, lorsqu'elles tournent à
la mort, ou lorsqu'elles tendent à la guérison ,
forment la base la plus solide de leur pronostic ,
et feront le sujet de notre premiere Section.

Lorsqu'un homme atteint d'une maladie aiguë ,
en guérit par les seules ressources de la nature ,
et sans le secours de l'art , on observe presque
toujours que cette heureuse terminaison de la
maladie est dûe ou à quelque évacuation , ou à
quelque dépôt extérieur , ou à quelque éruption , par lesquels la nature paroît porter
hors des voies de la circulation , les humeurs
dégénérées qui avoient excité la maladie. Les
Médecins attentifs observent la même chose

chez presque tous les malades qu'ils dirigent.

Les évacuations, les dépôts, les éruptions qui peuvent survenir dans le cours des maladies aiguës, ne sont cependant pas toujours également salutaires. Dans certaines circonstances ils annoncent le danger, quelquefois même une mort prochaine ; il est donc intéressant de connoître et d'être en état d'apprécier tous les signes qui se rapportent à ces évacuations, à ces dépôts, à ces éruptions qui, suivant leurs différentes qualités et les symptomes qui les accompagnent, annoncent ou une prochaine guérison, ou un danger plus ou moins pressant. Ces signes qui feront le sujet de la seconde Section, ne servent pas seulement à fonder notre Pronostic ; ils sont encore utiles pour nous diriger dans le traitement des maladies aiguës. Faute de les connoître, ou de les observer, un Médecin s'expose à tomber fréquemment dans les erreurs les plus graves ; soit pour compter, sans raison, sur les ressources de la nature, soit pour la troubler mal-à-propos par des remedes, dans le temps qu'elle travaille efficacement à terminer la maladie.

Nous rassemblerons dans la troisieme Section un nombre considérable de signes utiles à connoître, et qui n'auroient pu se ranger naturelle-ment dans les deux premieres.

Nous exposerons enfin dans la quatrieme les signes pronostics qui sont particuliers aux inflammations et aux abscès de poitrine, et à quelques autres maladies aiguës.

SECTION PREMIERE.

CHAPITRE PREMIER.

Des signes qui indiquent l'état de force ou de langueur de la circulation du sang, et des pronostics qu'on en doit tirer.

1. IL est avantageux dans les maladies aiguës que le pouls soit souple, qu'il soit égal, développé. Que pour le degré de force il ne s'éloigne pas beaucoup du naturel.

2. Le pouls qui est en même-temps fréquent, petit, mol, foible, souvent inégal, et qui persiste dans ce caractere, est habituel aux fievres pestilentielles et malignes ; de même qu'aux inflammations de poitrine, aux esquinancies, aux dyssenteries que nous distinguons sous le nom de malignes. * 1. Il annonce le danger.

3. Lorsque le pouls, de developpé qu'il étoit, avec de la force, ou même de la dureté, devient petit, mol, foible, c'est un signe fâcheux: On doit craindre que la maladie ne tourne bientôt à la mort. * 2. On doit au contraire bien augurer de l'issue de la maladie, lorsque perdant ce der-

nier caractere , le pouls acquiert plus de force et de l'étendue.

4. Le pouls très-petit , très-foible , annonce un danger imminent : le vermiculaire , le formicant une mort prochaine.

5. Le pouls vuide (c'est ainsi qu'on nomme celui qui ayant de l'étendue , est en même-temps mol et foible) annonce un danger imminent. * 3.

6. Quoique le pouls soit très-mauvais &, comme on dit, *misérable*, on ne doit cependant pas s'attendre à la mort prochaine du malade , si son attitude (15 et suiv.) , si sa physionomie (24 et suiv.) , ne donnent pas le même pronostic.

7. Le pouls intermittent, s'il a de la force , n'est pas aussi dangereux dans les maladies aiguës que l'ont cru les anciens : il n'annonce rien de fâcheux chez les vieillards : il précede quelquefois les cours de ventre salutaires : il n'exclut pas même la saignée, si elle est d'ailleurs bien indiquée.

8. Dans le nombre des maladies aiguës, on en voit quelques-unes où le pouls est naturel pour la fréquence, ou même plus rare que le naturel. Ce caractere du pouls n'influe pas sensiblement sur le pronostic, qui se tire alors de la force ou de la foiblesse du pouls, et de tous les autres symptomes que présente la maladie.

9. Des matieres bilieuses , âcres , des vers qui agacent l'estomac ou les intestins ; une passion de

l'ame, une hémorrhagie, un vomissement, un cours de ventre subit et copieux, peuvent introduire dans le pouls une foiblesse, une irrégularité passageres qui ne doivent pas effrayer.

10. Dans un grand nombre de cas, le pronostic fondé uniquement sur le pouls, seroit évidemment trompeur, soit en bien, soit en mal. Il ne faut donc pas s'en rapporter au seul pouls. Mais on doit considérer, peser, l'ensemble de tous les signes que présente la maladie : on doit réfléchir attentivement sur ce qui a précédé, et appuyer son pronostic sur toutes ces considérations réunies.

11. Si demeurant quelque temps levé, un malade éprouve dans cette situation, une défaillance : on ne doit pas s'en allarmer.

12. Les défaillances qui au commencement d'une maladie aiguë sont occasionnées, soit par un amas de matieres bilieuses, ou par des vers qui irritent l'estomac, n'ont rien de bien formidable.

13. La syncope même, quoique toûjours allarmante, n'a pas ordinairement des suites funestes, lorsqu'elle est déterminée par les causes (11, 12) ou par une passion de l'ame.

14. Mais on doit mettre au rang des symptomes les plus dangereux, les défaillances, et sur-tout les syncopes qui, survenant dans le cours d'une maladie aiguë, ne paroissent dépendre en aucune maniere des causes (11, 12, 13). On a

(12)

pour lors tout à craindre qu'une nouvelle syncope n'enleve brusquement le malade. * 4.

15. Pour juger sainement de l'état des forces d'un malade, on doit considérer avec attention quelles sont les attitudes qu'il prend, et qu'il peut soutenir.

16. C'est en général un signe très-favorable, que le malade puisse se laver pour satisfaire à ses besoins ; qu'il puisse même demeurer long-temps assis sans se trouver mal : qu'au moins s'il garde le lit, il y soit couché sur l'un ou l'autre côté, les bras, les jambes, les cuisses et le corps légérement fléchis ; attitude qui suppose de la force, et qui est familiere aux personnes en santé. *Hip.* 9

17. Mais s'il demeure constamment couché sur le dos ; une telle attitude est l'effet et le signe d'une grande foiblesse. Familiere aux maladies aiguës les plus graves, elle concourt avec les autres symptomes pour en faire connoître le danger. *Hip.* 10.

18. Si dans cette attitude, il a les jambes écartées, ainsi que les bras ; les mains, les pieds, le col, la poitrine découverts ; quoique ces parties soient sensiblement refroidies ; ces symptomes d'angoisse (20), et d'insensibilité (96), aggravent encore le fâcheux pronostic (17). *Hip.* 12.

19. Si glissant continuellement vers le pied du lit, les personnes qui l'assistent sont souvent obligées de le relever vers le chevet ; ce signe de foi-

blesse excessive, doit être mis au rang des plus
fâcheux. *Hip.* 11.

20. L'anxiété, c'est-à-dire, cette inquiétude
intérieure et cruelle qui oblige le malade à s'a-
giter sans cesse, à changer à chaque instant de
situation : l'anxiété, dis-je, annonce assez ordinairement une mort prochaine. Et dans ce cas
la maladie a présenté auparavant, les symptomes les plus fâcheux ; et l'anxiété est accompagnée d'autres symptomes également funestes.
Ceux-ci sont principalement un pouls très-mauvais
(415), la face hipocratique (25, 27), un froid permanent des extrémités, des sueurs froides, une
excessive foiblesse, l'insensibilité. *Hip.* 13. 14.

21. Si tourmenté par un sentiment de chaleur
interne, le malade accablé, hors de lui, rejette
continuellement les couvertures de dessus sa poitrine, on doit savoir que ce symptome est des
plus funestes, qu'il accompagne souvent ou précede l'agonie.

22. On ne doit pas porter un pronostic aussi
fâcheux de l'anxiété, lorsqu'elle a lieu au commencement d'une maladie aiguë, sans avoir été
précédée, sans être accompagnée d'aucun autre
symptome funeste. Elle dépend souvent alors
d'une simple affection de l'estomac irrité par un
amas de matieres bilieuses, par des vers ; &
elle cesse dès que l'estomac en est délivré, soit
par les secours de l'art, soit par ceux de la nature.

23. Si dès le début d'une fievre aiguë, les forces du malade sont très abattues, quoique la fievre ne soit pas fort vive, quoiqu'il n'ait précédé ni douleurs fortes, ni grandes évacuations : on a lieu de s'attendre que la maladie qui commence, sera une fievre maligne. *Hip.* 15.

24. Il est avantageux que la physionomie du malade soit à peu-près naturelle, que son regard soit net et ferme, que son visage ne soit pas excessivement maigre et décharné, que son teint ne s'éloigne pas beaucoup de ce qu'il étoit en état de santé, que ses levres conservent leur incarnat, qu'elles soient rapprochées, même durant le sommeil, à moins qu'il n'ait le nez bouché, ou qu'il n'ait coutume, même en santé, de dormir la bouche ouverte. *Hip.* 16.

25. Mais si son nez paroît allongé, ses yeux enfoncés, les tempies affaissées, la peau du front séche et tendue, les oreilles froides, séches et retirées, le teint excessivement pâle ou plombé, le regard tout-à-fait languissant, la levre inférieure pendante ; une telle altération dans les traits de la physionomie, indique la plus grande foiblesse, elle annonce un danger imminent. *Hip.* 16.

26. Ces symptomes sont cependant moins formidables, lorsqu'ils paroissent au commencement d'une maladie aiguë ; sur-tout lorsqu'ils ont été précédés et occasionnés par quelques excès, par une diarrhée très-forte, par un vomissement la-

(15)

horieux et opiniâtre , par une hémorrhagie considérable ; dans ce cas cette altération dans les
traits de la physionomie, a coutume de disparoître
dans les vingt-quatre heures, souvent plutôt. Mais
si, indépendamment d'aucune de ces causes, on
observe de tels signes (25), à la fin d'une maladie
aiguë qui ait développé précédemment les symptomes les plus fâcheux, et qui ait épuisé les forces
du malade, on doit croire que sa mort est prochaine. *Hip.* 17.

27. Et dans ce dernier cas sa physionomie présente encore souvent d'autres signes qui confirment ce funeste pronostic. Son regard est quelquefois totalement éteint , ou il le dirige à contre-
sens, c'est-à-dire, du côté opposé à celui de la
voix qui l appelle, ou ses yeux se remplissent de
larmes. Ils paroissent salis , ou fixes et saillants,
ou continuellement agités de mouvements brusques et convulsifs : ou les yeux restant ouverts,
la prunelle se cache en tout ou en partie sous la
paupiere supérieure. Quelquefois même la cornée
se flétrit, se ternit : la prunelle se dilate : la
bouche est tournée ou béante, les levres pâles et
froides. On observe enfin quelquefois des traces
de lividité aux temples, autour des levres. *Hip.*
18. *et suiv.*

28. La lividité des ongles, des bouts des doigts,
un froid permanent des extrêmités, des sueurs
froides, le râlement sont des symptomes qui

accompagnent souvent les signes funestes que nous venons de décrire. Et cette triste scene est enfin terminée par une respiration qui d'un moment à l'autre devient plus rare ; jusqu'aux derniers soupirs qui sont marqués par d'affreuses convulsions dans les muscles de la bouche.

29. Une longue habitude d'observer avec attention chez les malades tous les signes que peuvent présenter leur physionomie, leur attitude, leur respiration (55), donne au Médecin ce qu'on appelle le coup-d'œil, c'est-à-dire, la faculté d'observer, d'apprécier rapidement les signes de cette espece, et d'en tirer des pronostics qui souvent ne surprennent pas moins par leur justesse que par leur promptitude.

CHAPITRE II.

Des signes qui indiquent l'intégrité, ou une affection plus ou moins grave des visceres.

30. IL est avantageux dans les maladies aiguës que le ventre soit souple comme dans l'état naturel, qu'il ne soit pas gonflé, qu'il soit exempt de douleur dans toute son étendue. *Hip.* 23.

31. Si le volume du bas-ventre paroît augmenté : si frappé légérement, il résonne comme un tambour : on reconnoît à ces signes le gonflement
venteux

venteux du bas-ventre, auquel on a donné le nom de météorisme.

32. Le pronostic qu'on en doit tirer, est très-différent suivant ses divers degrés.

33. Si le météorisme n'a lieu que dans quelque région particulière du bas-ventre, ou si occupant toute son étendue, il est cependant peu considérable ; s'il n'est point compliqué de douleurs qui puissent faire suspecter l'inflammation de quelque viscere du bas-ventre, il n'a rien de formidable. On l'observe tous les jours dans des maladies aiguës qui se terminent heureusement, et sans aucune apparence de danger.

34. Mais si le ventre est énormement soulevé, tendu par les vents ; un tel météorisme est d'un fâcheux augure. *Hip.* 25. Il est ordinairement accompagné de nombre d'autres symptomes qui annoncent également ou le plus grand danger, ou une mort prochaine. * 5.

35. L'éruption de vents par en haut, fait cesser le météorisme de la région épigastrique.

36. Celui qui a son siege dans l'un ou l'autre des hypocondres, ou dans toute l'étendue du bas-ventre. se dissipe ordinairement par des selles copieuses, par l'éruption de vents par en bas : soit que ces évacuations soient spontanées, soit qu'on les détermine par le moyen des purgatifs.

37. Les douleurs qui, dans les maladies aiguës, peuvent survenir dans telle ou telle partie du bas-

ventre ; ces douleurs, dis-je, sont d'un pronostic très-différent , selon qu'elles augmentent ou n'augmentent pas par la pression.

38. Celles que la pression ne rend pas plus vives, sont occasionnées par des matieres bilieuses , âcres, par des vents, par des vers qui irritent l'estomac ou les intestins. De telles douleurs ne sont pas d'un fâcheux pronostic.

39. Les mêmes causes (38), quoiqu'ayant leur siege dans le bas-ventre, excitent cependant quelquefois des douleurs que le malade rapporte à la poitrine. Elles occasionnent aussi quelquefois la toux , la difficulté de respirer. * 6.

40. Si dans le cours d'une fievre aiguë , le malade se plaint de douleurs , de piquures vagues , soit dans le ventre, ou dans la poitrine ; *Hip.* 45. on a lieu de présumer qu'il a et qu'il rendra des vers ronds. Le caractere connu d'une maladie épidémique , confirme souvent un tel soupçon , et le change presque en certitude.

41. Si le malade se plaint de sentir de temps en temps quelque chose qui lui monte de l'estomac au gosier , et qui semble menacer de l'étouffer ; un tel symptome est un signe presqu'assuré de vers qui irritent l'orifice supérieur de l'estomac , et qui montent dans l'œsophage.

42. Une douleur plus ou moins vive à l'estomac , et particulièrement au creux de l'estomac , est encore un symptome qu'on observe assez fréquemment dans les fievres aiguës.

43. Si la palpation, si une compression légere de l'estomac n'augmente pas sensiblement cette douleur, on a lieu de croire qu'elle dépend de matieres bilieuses, âcres, ou de vers qui irritent ses membranes. On ne doit pas s'en allarmer.

44. Mais si la pression la plus légere augmente la douleur et la rend insupportable. on doit la juger inflammatoire. Et dans ce cas elle est d'un fâcheux pronostic. *Hip.* 44. Elle est de plus accompagnées d'autres symptomes qui annoncent également le plus grand danger.

45. Si dans le cours d'une maladie aiguë, il survient une douleur dans l'un ou l'autre des hypocondres, ou dans quelqu'autre partie du bas-ventre, que la pression de la partie affectée n'augmente pas : on doit juger qu'elle a son siege dans quelque intestin distendu par des vents, ou irrité par des matieres bilieuses. par des vers.

46. Si l'exacte palpation y fait reconnoître la figure d'un intestin gonflé : si elle y fait sentir et entendre quelque gargouillement, on ne peut plus douter que cette douleur ne soit produite par des vents.

47. Ces sortes de douleurs ne sont ni dangereuses, ni durables. Des selles plus ou moins copieuses, la sortie des vents par en bas. quelquefois de simples borborigmes les font cesser. *Hi.* 41.

48. Mais si dans le cours d'une maladie aiguë, il se forme une tumeur rénitente et douloureuse

dans quelque partie du bas-ventre : si la douleur devient sensiblement plus vive par une douce pression, si une compression un peu plus forte la rend insuportable ; un tel symptome indique l'inflammation de la partie où il a son siege. Il annonce le plus grand danger. Il est ordinairement accompagné de symptomes également formidables. *Hip.* 28. 29. 30. 31. 32.

49. Ce symptome peut se reconnoître, même dans les affections soporeuses, par les grimaces que fait faire au malade la pression douloureuse des parties où il a son siege.

50. Quoiqu'il soit ordinairement mortel, il ne l'est cependant pas toujours. Quelquefois, quoique bien rarement, ces sortes de tumeurs dégénerent en abscès, sur-tout lorsqu'elles ont leur siege dans le foie. *Hip.* 32.

51. On a lieu de présumer que la maladie prendra cette tournure, si le symptome (48) persistant, on n'en observe pas d'autres qui concourent à annoncer une mort prochaine. *Hip.* 31. 32.

52. Lorsqu'il se forme un tel abscès, il est à desirer qu'il se porte en peu de temps à l'extérieur, et qu'il s'y manifeste par cette espece de tumeur pâteuse des téguments qui, dans les abscès profonds, annonce qu'ils se portent au dehors, et que la fluctuation sera bientôt sensible, de maniere à permettre de donner issue à la matiere. *Hip.* 38 39.

53. En palpant avec attention le ventre des malades attaqués de fievres aiguës, on y découvre quelquefois , quoique rarement , dans la région ombilicale ; une tumeur large , rénitente et solide , mais sans inflammation ni douleur. Ces sortes de tumeurs ne paroissent pas dangereuses. Elles ont coutume de se dissiper par d'abondantes déjections , soit spontanées , soit excitées par le moyen des purgatifs.

54. L'hydropisie ascite qui survient dans le cours d'une maladie aiguë , est ordinairement l'effet d'une inflammation d'entrailles mortelle. * 7. *H. p.* 43.

55. Si le malade respire comme dans l'état de santé ; s'il peut faire une profonde inspiration sans ressentir aucune gêne , aucune douleur , sans tousser , on doit en conclure non seulement que le poumon , que la plévre ne souffrent pas ; mais même que les visceres du bas-ventre sont en bon état ; qu'il n'y a aucune altération grave dans la fonction de la circulation du sang : et par conséquent rien de plus consolant ; rien de plus propre à tranquilliser qu'un tel signe , lorsqu'on l'observe dans les maladies aiguës. *Hip.* 46.

56. Quoique la respiration paroisse assez libre ; si cependant le malade ne peut faire une profonde inspiration, sans ressentir dans quelque point de la poitrine une gêne , un chatouillement ou une douleur qui l'oblige à tousser : ce symptome fait

connoître que la poitrine n'est pas absolument intacte. Il doit déterminer le Médecin à examiner attentivement si le poumon ne souffre que d'une simple irritation, ou s'il n'y auroit pas lieu d'y suspecter quelque affection plus grave.

57. Une fievre forte rend la respiration plus grande et plus fréquente que dans l'état naturel. Le pronostic de cette espece de respiration, n'est pas différent de celui de la fievre qui la produit.

58. Si dans le cours d'une fievre aiguë essentielle, on voit paroître les symptomes d'une pleurésie, d'une péripneumonie : une telle complication ne peut qu'être d'un fâcheux pronostic. *Hip.* 47.

59. Les inflammations de poitrine qui peuvent survenir dans le cours des fievres aiguës, ne sont cependant pas en général aussi funestes, aussi meurtrieres que celles qui, dans les mêmes fievres, se forment dans les visceres du bas ventre. * 8.

60. Les redoublements des fievres continues rémittentes, s'annoncent et préludent souvent par une toux importune.

61. La toux et même la difficulté de respirer, lorsqu'elles ont lieu seulement à l'entrée des redoublements, tiennent souvent plus à l'état de l'estomac irrité par un amas de bile, qu'à une véritable affection de poitrine.

62. Lorsqu'un malade est plus oppressé, couché sur un côté que sur l'autre, on doit savoir

que ce symptome appartient à différentes maladies , savoir, à l'inflammation d'un des lobes du
poumon, à l'abscès du poumon , à l'épanchement du pus , à l'épanchement de sérosité dans
un des côtés de la poitrine. On exposera le
diagnostic et le pronostic de chacun de ces différents cas , dans la quatrieme Section , en parlant
des inflammations de poitrine et des suites qu'elles
peuvent avoir.

63. La précipitation du discours fait connoître,
ou que le malade est dans le délire , ou que sa
respiration est considérablement génée. Dans ce
dernier cas le malade ne peut tenir un long discours ; sa parole est sensiblement plus précipitée
à la fin de chaque phrase, qu'au commencement.
On reconnoît que ce symptome est un effet du
délire , par les signes (76. 78. 79.) qui le caractérisent.

64. La respiration grande et rare , accompagne
ordinairement les affections soporeuses , les délires taciturnes. *Hip.* 48.

65. La respiration plaintive durant le sommeil,
est toujours un symptome grave , à moins qu'elle
ne soit l'effet passager d'un rêve laborieux. Durant
la veille , le pronostic de ce symptome est plus
ou moins fâcheux , suivant le tempérament et le
caractere du malade. S'il est délicat , douillet ,
accoutumé à exagérer ses moindres souffrances,
on s'en inquiétera peu. On en jugera tout autre-
ment s'il est robuste et patient.

66. La respiration petite et fréquente, est un symptome fâcheux, soit qu'elle dépende uniquement de l'excessive foiblesse du malade, soit qu'elle soit l'effet d'une douleur vive dans la poitrine, d'un engorgement considérable du poumon, ou d'une douleur vive dans quelque partie du bas-ventre. *Hip.* 47.

67. La respiration qui est en même-temps petite, précipitée, laborieuse, est encore plus funeste.

68. La respiration laborieuse, c'est-à-dire, celle qui se fait avec essoufflement, travail manifeste des muscles du col et de la poitrine, mouvement des aîles du nez : cette respiration, dis-je, annonce dans les maladies aiguës, une mort prochaine.

69. La respiration entrecoupée, *spiratio luctuosa*, *spiritus offendens*, est un symptome des plus fâcheux. *Hip.* 51. 52.

70. S il arrive dans le cours d'une fièvre aiguë que le malade soit subitement saisi d'une extrême difficulté de respirer : qu'il soit oppressé au point d'être obligé de se faire élever sur des carreaux, et de se tenir assis, on doit en porter un funeste pronostic. Ce symptome s'observe particulièrement dans les maladies inflammatoires de la poitrine. (441.) *Hip.* 53.

71. Le râlement indique l'agonie. Il est accompagné de tous les signes d'une mort instante.

72. Ce seroit être absolument novice en Médecine, que de prendre pour le râlement, ce gargouillement passager que produisent quelquefois
dans les inflammations de poitrine, les crachats
qui ont quelque peine à sortir.

73. La respiration très-rare et dont les intervalles deviennent à chaque instant plus prolongés,
est un avant-coureur immédiat de la mort.

74. Il arrive quelquefois, sur-tout dans les
affections soporeuses, que cette espece de respiration annonce seule, et sans aucun râlement,
le terme de la vie du malade.

75. Il est avantageux dans les maladies aiguës,
que le malade jouisse pleinement des facultés de
son ame : qu'il n'ait rien d'altéré dans le sentiment et le mouvement, qu'il ait le regard net,
qu'il n'ait point d'assoupissement maladif, qu'il
ne soit cependant pas privé du sommeil, que le
sommeil dont il jouit soit paisible : tous ces
signes sont favorables. On a lieu d'en conclure
que le cerveau et le système des nerfs ne souffrent pas. *Hip.* 57.

76. Les erreurs de jugement dans les choses
les plus ordinaires, les erreurs manifestes des
sens, une imagination déréglée, ne-sont pas les
seuls indices du délire. Tout changement survenu
dans la voix, dans le discours, dans les gestes,
dans les procédés, dans le regard même du malade ; tout changement, dis-je, de cette espece

qui annonce que son ame n'est pas dans son assiette naturelle, suffit pour caractériser le délire aux yeux d'un Médecin attentif, et qui a de l'expérience. *Hip.* 60. 61. 64. 65. 66.

77. On ne doit pas confondre avec le vrai délire, les rêvasseries des malades qui, soit en dormant, ou a moitié endormis, marmottent entre leurs dents, ou tiennent quelques discours déraisonnables : rien de plus commun qu'un tel symptome, même dans les fievres les plus bénignes. Rien de moins alarmant, pourvu que le malade éveillé, interrogé, ait le regard naturel, et réponde à propos.

78. Une douleur de tête forte et opiniâtre, la rougeur des yeux et du visage, le bourdonnement, le tintement des oreilles, l'insomnie, des urines claires, sont les symptomes qui pour l'ordinaire précédent le délire, et l'annoncent. *Hip.* 58. 62. 63.

79. Une imagination plus vive que dans l'état naturel, la loquacité, la parole précipitée, le regard vif, hardi, des yeux brillants, indiquent déjà un commencement de délire. *Hip.* 58.

80. Le délire gai et doux, c'est-à-dire, qui n'est ni furieux ni taciturne, et qui n'est compliqué ni d'affection soporeuse, ni d'aucun autre symptome fâcheux, est souvent plus alarmant que dangereux. * 9. *Hip.* 67.

81. Il y a des personnes qui à raison de leur

constitution particuliere, tombent aisément dans le délire, dès qu'ils ont une fievre un peu vive : chez de tels sujets le délire est en général un symptome bien moins fâcheux, moins alarmant, qu'il ne l'est chez les personnes qui n'y sont point disposées par leur tempérament. *Hip.* 68.

82. Le délire s'observe plus communément, et il est en général moins dangereux dans les maladies des jeunes gens, que dans celles des personnes d'un âge mûr, des vieillards et des enfants. * 10. *Hip.* 68.

83. Le délire furieux ne s'observe que dans les maladies des jeunes gens.

84. Il est avantageux que le délire réponde à peu-près au degré de la fievre : qu'il augmente ou diminue avec elle.

85. Mais si le pouls et les forces s'affoiblissant, le délire persiste au même degré, ou augmente, on ne peut qu'en tirer un fâcheux pronostic.

86. Il est de bon augure que le malade tourmenté par le délire, trouve enfin le sommeil; que ce sommeil soit doux et paisible, qu'il soit prolongé, qu'il efface le délire. De tels signes annoncent la guérison. *Hip.* 69.

87. Tout délire frénétique annonce un grand danger, soit que ce délire soit morne et silencieux, ou qu'il soit babillard, furieux. *Hip.* 73.

88. Si le malade étant dans un délire silencieux, ses mains tremblantes sont continuellement occu-

pées à éplucher sa couverture, ou une muraille voisine, on a tout à craindre qu'il ne succombe. *Hip.* 71. 72.

89. Il est désagréable et même fâcheux que le délire du malade roule sur des objets essentiels à sa conservation ; qu'il l'empêche de boire, de prendre de la nourriture, en un mot de se prêter à tout ce qui peut être utile à son rétablissement. *Hip.* 74.

90. Le délire compliqué de soubresauts des tendons, est toujours dangereux. On doit craindre encore plus de voir périr les frénétiques qui sont continuellement agités par une sensibilité excessive, par la peur. * 11. *Hip.* 70. 75.

91. Lorsque le délire est compliqué de mouvements convulsifs, soit dans les poignets, ou dans les yeux, ou dans les muscles de la face, dans ceux du col, de la tête, il est mortel.

92. Les convulsions épileptiques, le grincement de dents, qui surviennent dans un délire frénétique, annoncent pareillement la mort. L'extrême foiblesse, le tremblement, un pouls très-mauvais, des mouvements convulsifs, des yeux rouges et ternis, un vomissement de matieres brunes, noires, la langue séche, brûlée, tremblante, les levres écartées, les dents antérieures couvertes d'une matiere visqueuse, séche, brune, noire ; une extrême altération dans les traits de la physionomie, sont les symptomes qui accom-

pagnent le plus ordinairement le délire , lorsqu'il tend à la mort. *Hip.* 77. *et suiv.*

93. Si le délire frénétique cesse sans raison , c'est-à-dire , si le malade reprend sa connoissance , sans que ce changement ait été occasionné par quelque évacuation critique , ou par quelque dépôt , les symptomes funestes qui accompagnoient le délire persistant ; la mort du malade est très-prochaine (287).

94. Si ayant montré la langue au Médecin , le malade oublie de la retirer ; si ayant demandé le pot de chambre , il oublie de pisser etc.; de telles absences ou distractions , indiquent qu'il a la tête prise , et qu'il est ou dans le délire , ou dans une affection soporeuse. *Hip.* 82.

95. Il est avantageux qu'il conserve sa sensibilité physique et morale : qu'il soit affecté comme dans l'état naturel , par le froid et le chaud , et par les autres causes qui peuvent agir sur ses sens : que son ame montre sa sensibilité ordinaire , dans les circonstances qui peuvent l'intéresser ou l'émouvoir.

96. Mais si le malade ayant la bouche très-séche , beaucoup de chaleur à l'habitude du corps , ne se plaint cependant pas de la soif ; si on le trouve les pieds , les mains hors du lit , quoique froids ; s'il va à la selle , s'il urine sans le sentir ; s'il paroît ne prendre aucun intérêt à ce qui se passe autour de lui ; s'il se comporte

avec indifférence dans les scenes les plus atten-
drissantes ; on doit en conclure qu'il est devenu
insensible; que son cerveau est griévement affecté.
De tels symptomes annoncent donc le plus grand
danger. *Hip.* 83. *et suiv.*

97. Il est avantageux, mais rare dans les maladies aiguës, que le malade dorme la nuit, et
veille dans le jour, comme il avoit coutume de
faire en état de santé.

98. Il est au moins salutaire qu'il prenne quelques heures de sommeil ; que ce sommeil soit
paisible, qu'à son réveil il se sente refait, et
soulagé: Plus il approche à cet égard de l'état
naturel, mieux on doit augurer de l'issue de la
maladie. *Hip.* 88. *et suiv.*

99. L'insomnie précede ordinairement le délire,
l'annonce (78), et l'accompagne.

100. Un sommeil agité, plaintif, troublé par
des rêves fatigants, et à la suite duquel le malade, loin de se sentir soulagé, se trouve au
contraire plus accablé : un tel sommeil, dis-je,
s'il ne doit pas être mis au nombre des symptomes graves, doit au moins exciter l'attention
du Médecin sur le caractere, sur la marche de
la maladie, et sur tous les symptomes qu'elle présente, pour en tirer un juste pronostic.

101. Si le sommeil est troublé par des grince-
ments de dents non habituels; si le malade se
réveille fréquemment en sursaut et avec frayeur,

on doit craindre qu'il ne tombe dans des convulsions épileptiques , sur-tout si c'est un enfant ; et
plus particuliérement encore s'il a les joues fort
rouges, les yeux fixes et brillants. *Hip.* 103.

102. Si un malade qui dort plus que dans
l'état naturel, eût-il même le sommeil un peu
ferme , excité cependant et bien éveillé , paroît
avoir le regard net ; s'il répond à propos et
promptement aux questions qu'on lui fait ; un tel
sommeil est souvent le simple effet d'une fievre
un peu vive : il n'annonce nullement que le cerveau soit griévement affecté : il ne doit pas
être confondu avec les affections soporeuses.

103. Mais si le malade ne peut être réveillé ;
ou si excité, réveillé avec plus ou moins de
peine , son regard paroît indécis , stupide ; s'il
paroît concevoir avec peine les questions qu'on
lui fait : mais plus encore s'il n'y répond pas ,
ou si ses réponses tiennent du délire ; si quoiqu'on lui parle , le sommeil l'accable incessamment ; s'il a les symptomes de l'oubli, de l'insensibilité (66) : de tels signes caractérisent une
véritable affection soporeuse qu'accompagne toujours le danger. *Hip.* 91.

104. Les affections soporeuses , symptomes de
fievres aiguës , sont en général un peu moins dangereuses , et plus familieres à l'âge mûr ou
avancé , qu'à la jeunesse.

105. Leur danger est à peu-près proportionnel

à leur degré. Le carus est ordinairement mortel. *Hip.* 92. 93. 94. 95.

106. Les fievres intermittentes soporeuses, les rémittentes soporeuses dont les redoublements commencent par le frisson, cedent mieux à l'usage du kinkina bien administré, et sont moins funestes que les rémittentes soporeuses qui ont le type de véritables continues.

107. Si dans ces dernieres especes de fievre, peu fréquent et développé durant la rémission, le pouls devient très-fréquent, petit, mol, foible, inégal dans les rédoublements : si à chaque redoublement ce symptome paroît augmenter de quelques degrés, ainsi que la force et la durée de l'assoupissement : on a tout lieu de croire que la maladie sera mortelle.

108. Ce fâcheux pronostic est encore plus assuré, lorsqu'on a employé le kinkina sans réussir à supprimer ces redoublements, ou du moins à en diminuer la violence.

109. L'impossibilité d'avaler, le pouls très-mauvais, la respiration gênée, stertoreuse, ou excessivement rare ; des mouvements convulsifs, soit dans les doigts ou dans les poignets, dans quelques muscles de la face, ou dans ceux qui meuvent la tête, des parotides symptomatiques ; *Hip.* 97. un vomissement attrabilaire, un froid permanent des extrêmités ; *Hip.* 96. la mâchoire inférieure pendante, la lividité des ongles, des

bouts

bouts des doigts ; des traces de lividité autour des levres, aux temples, sont les symptomes funestes qui, observés dans une affection soporeuse, annoncent qu'elle va être terminée par la mort.

110. La léthargie est quelquefois sympathique, et dépendante d'une inflammation, d'un abfcès du poumon : et dans ce cas si le malade en échappe, elle est ordinairement suivie d'une expectoration purulente. *Hip.* 100.

111. Les soubresauts des tendons sont familiers aux fievres malignes, et aux autres maladies aiguës qui participent de leur caractere ; on les observe aussi dans les plaies graves, dans les fractures compliquées, lorsque prenant une mauvaise tournure, elles excitent des fievres du même genre. Ils annoncent donc toujours le danger. * 12.

112. Le pronostic plus ou moins fâcheux qu'on en doit tirer, se déduit du degré de force de ce symptome, de l'exacte considération de tous les autres symptomes que présente la maladie, et enfin de l'âge du sujet.

113. Plus familiers aux maladies de la jeunesse, ce symptome est aussi moins dangereux à cet âge, que dans l'enfance, dans l'âge mur ou dans la vieillesse.

114. S'il arrive dans le cours d'une maladie aiguë, accompagnée des symptomes les plus

fâcheux , que le pouce de l'une ou de l'autre main , soit de temps en temps agité de mouvements brusques et convulsifs ; si l'on observe de semblables mouvements , soit dans un poignet , soit dans quelque partie de la face , soit même , comme cela arrive quelquefois, dans les muscles qui meuvent la tête sur le col : un tel symptome annonce une mort prompte et certaine.

115. On observe quelquefois , mais sur-tout dans les affections soporeuses des enfants , de semblables mouvements convulsifs dans les globes des yeux.

116. Ce dernier symptome est aussi mortel , lorsqu'il survient à la fin d'une maladie , soit aiguë , soit chronique. Quoique toujours très-grave , il n'est cependant pas si funeste , au début d'une fievre aiguë , de la petite vérole , par exemple , durant l'assoupissement léthargique qui suit ordinairement les convulsions épileptiques si familieres dans l'enfance , au prélude de cette maladie.

117. Les convulsions épileptiques qui surviennent à la fin d'une maladie aiguë sont mortelles, pour les enfans comme pour les adultes. *Hip.* 107. 108. 109. 110. Ces convulsions sont quelquefois précédées et annoncées par un sentiment de tension dans les muscles du col , et par une douleur sans enflure ni rougeur dans le gosier. *Hip.* 112. 113. 114.* 13. Celles qui surviennent à la

fin d'une maladie chronique , sont également funestes à tous le s âges. * 14

118. Quoique toujours effrayantes, ces convulsions ne sont cependant pas à beaucoup près aussi dangereuses , lorsqu'elles surviennent au début d'une maladie aiguë.

119. Mettant à part les cas énoncés dans le (117), ces convulsions s'observent plus fréquemment, et sont moins dangereuses dans la premiere enfance, jusqu'à l'âge de six à sept ans , que dans un âge plus avancé. *Hip.* 103.

120. Un épileptique peut avoir dans le cours d'une maladie aiguë , une ou plusieurs attaques d'épilepsie , qui , tenant alors à une maladie chronique et habituelle , ne doivent pas influer sensiblement sur le pronostic de la maladie aiguë.

121. Les femmes et sur-tout celles qui sont délicates , vaporeuses , hystériques , éprouvent des affections convulsives par des causes plus légeres et en général avec moins de danger que les autres sujets. *Hip.* 101.

122. Les convulsions occasionnées par une hémorrhagie énorme , par une superpurgation , par de cruelles douleurs , annoncent le plus grand danger. *Hip.* 116. 117. 118. 119. 120.

123. Les douleurs excessives et de longue durée , doivent faire craindre que le malade ne tombe dans des convulsions épileptiques , et ensuite dans l'apoplexie. *Hip.* 98. * 15.

124. Si le hoquet survient dans le cours d'une maladie aiguë, on doit sur-tout considérer quels sont les symptomes qui l'ont précédé, quels sont ceux qui l'accompagnent, quelles causes paroissent l'exciter.

125. Lorsqu'il n'est accompagné d'aucun symptome fâcheux, il est souvent le simple effet d'une irritation de l'estomac agacé, molesté par des humeurs bilieuses, glaireuses, acides, par des vers : et alors le vomissement, des déjections copieuses le font cesser. Quelquefois aussi une ample boisson délayante ou aigrelette suffit pour le faire disparoître.

126. Si les autres symptomes font connoître que le hoquet dépende de l'inflammation de quelque viscere du bas-ventre, il est mortel. Il est d'un pronostic très-fâcheux dans la passion iliaque, dans les hernies étranglées, dans les dyssenteries.

127. Le hoquet qui survient à la fin d'une maladie aiguë, précédé et accompagné des symptomes les plus fâcheux, les forces du malade étant épuisées, est mortel.

128. On peut en dire autant de celui qui suit une hémorrhagie énorme. *Hip.* 118.

129. Survenant dans une maladie aiguë, à la suite d'un vomissement symptomatique verd, porracé, atrabilaire, le hoquet annonce une mort prochaine. *Hip.* 101.

130. Le tétanos est mis avec raison au nombre des maladies aiguës les plus vives dans leur marche, et le plus souvent mortelles. *Hip.* 123.

131. Lorsqu'un blessé éprouve une tension douloureuse dans les muscles du col, ou qu'il ne peut ouvrir la bouche : ces symptomes annoncent le tétanos, et par conséquent le danger d'une mort prochaine. *Hip.* 114.

132. J'ai parlé plus haut (92, 101.) du pronostic du grincement de dents.

133. La surdité est un symptome qu'on observe particuliérement dans les fievres malignes.

134. Survenant au commencement d'une fievre aiguë, elle aide à la caractériser, et donne lieu de s'attendre au délire frénétique, et en général aux symptomes les plus graves.

135. La surdité qui survient à la fin d'une telle fievre est mortelle, si elle est symptomatique. Mais le plus souvent elle a, dans cette période de la maladie, quelque chose de critique. A mesure qu'elle s'établit, le malade paroît soulagé.

136. Pour l'ordinaire elle se dissipe peu à peu dans la convalescence. Quelquefois aussi elle résiste à tous les remedes, et le malade demeure sourd.

137. Les fievres malignes se terminent aussi quelquefois par la goutte sereine, par la perte de la mémoire, par l'imbécillité ; affections qui,

comme la surdité , se dissipent souvent , mais non toujours , dans la convalescence.

138. Lorsqu'à la fin d'une fievre aiguë la cécité survient , les symptomes les plus funestes persistant , c'est un signe de mort prochaine.

139. Chez les enfants, ce symptome (138) se reconnoît aisément , même dans les affections léthargiques apoplectiques , par l'excessive dilatation des prunelles.

140. Si approchant une bougie alumée de l'œil d'un enfant ainsi affecté , on observe que la prunelle ne se ressarre en aucune maniere , c'est un signe que l'œil a perdu toute sa sensibilité.

141. Ce symptome est souvent compliqué de mouvements convulsifs dans les globes des yeux.

142. De tels signes (140 141.) annoncent une mort prochaine. Il y a cependant un cas où ils ne sont pas constamment suivis de la mort : c'est lorsqu'ils ont lieu dans une affection soporeuse , suite de convulsions épileptiques , au début d'une fievre aiguë , et particuliérement de la petite vérole.

143. La paralysie de la langue , l'hémiplégie , la paralysie croisée * 16 , survenant dans le cours d'une fievre maligne , et purement symptomatiques , annoncent le plus grand danger.

SECONDE SECTION.

Des évacuations, des dépôts, des éruptions qu'il est important d'observer dans les maladies aiguës, et des pronostics qu'on en doit tirer.

144. POur traiter convenablement les maladies aiguës, pour être en état d'en porter un juste pronostic, il est essentiel de bien connoître tout ce qui a rapport à leurs solutions spontanées.

145. Préparer et effectuer telle ou telle évacuation, tel ou tel dépôt ou éruption, sont les moyens dont la nature se sert tous les jours sous nos yeux, pour opérer la guérison de ces maladies.

146. Ces solutions spontanées des maladies aiguës, s'observent, et chez les malades qui sont abandonnés aux seules ressources de la nature, et chez ceux qui sont sous la conduite des Médecins.

147. Le système de pratique peut influer, comme on le verra (383. et *suiv.*), sur quelques unes de ces solutions spontanées, et les rendre plus fréquentes et plus rares, suivant qu'on fait plus ou moins d'usage de tel ou tel moyen de guérir.

148 Les solutions spontanées qui s'opèrent

promptement, prennent le nom de crises. Celles qui s'opèrent peu à peu et par degrés, retiennent le nom de solution.

149. L'adjectif *critique*, employé en parlant d'une évacuation, d'un dépôt, d'une éruption, les caractérise salutaires et contribuant efficacement à l'heureuse terminaison de la maladie. On emploie dans un sens opposé l'adjectif *symptomatique*. On dit qu'une évacuation est symptomatique, lorsqu'elle ne contribue ni à guérir, ni même à diminuer la maladie.

150. On dit qu'une maladie aiguë est parvenue à l'état de coction, lorsqu'elle présente les signes qui annoncent que la nature se dispose à opérer l'évacuation salutaire qui doit la terminer. *Voyez* 168. 190. 279. 282. 284.

151. Ces notions préliminaires suffisent pour l'intelligence de ce qui suit. Cette matiere importante sera traitée avec plus d'étendue et plus à sa place, lorsque nous aurons exposé les signes favorables ou fâcheux qu'on peut tirer de l'observation des évacuations, des dépôts, des éruptions, suivant leurs qualités et les différentes circonstances qui les accompagnent.

152. Le dégoût de toute espece de nourriture et de boisson ; une langueur d'estomac, des nausées, une foiblesse générale, une douleur, une pesanteur à la partie intérieure de la tête, le vertige, la cardialgie, le tremblement des levres,

la salivation ; sont les avant-coureurs ordinaires du vomissement.

153. Si au commencement, ou dans le cours d'une maladie aiguë, le malade vomit. avec soulagement, une matiere qui paroisse mêlée de glaires & de bile. Un tel vomissement est de bon augure : il contribue à diminuer la violence de la maladie.

154. Le vomissement qui tourmente inutilement le malade, sans lui procurer aucun soulagement, est inutile et symptomatique. Il annonce la violence , souvent le danger de la maladie.

155. Le soulagement qui suit ou ne suit pas, est dans le vomissement , comme dans les autres évacuations , dans les éruptions , les dépôts, la pierre de touche la plus sûre pour juger du bon ou du mauvais pronostic qu'on en doit tirer.

156. Et cette vérité (155) s'étend au vomissement qui est produit par le moyen d'un remede émétique.

157. Le vomissement critique est annoncé par les signes (152) combinés avec les signes de coction (168. 190. 279. 282. 284.

158. Il est rare de voir une fievre aiguë se terminer complétement , être jugée par le seul vomissement.

159. Lorsqu'au début d'une fievre aiguë , le malade est tourmenté par un vomissement laborieux , opiniâtre , symptomatique : on a lieu de

s'attendre que cette maladie sera grave , dangereuse. La petite vérole fait exception. Le plus
ou moins de danger de cette maladie ne paroît
pas répondre au vomissement plus ou moins laborieux et opiniâtre qui accompagne son prélude.

160. Si dans le cours d'une fievre aiguë , le
malade est tourmenté de nausées fréquentes et
sans effet ; ce symptome annonce le danger.
Hip. 134.

161. Tout vomissement symptomatique annonce le danger. Mais si la matiere d'un tel vomissement est de la bile pure , d'un jaune décidé,
foncé ; elle ajoute encore au danger du pronostic. *Hip.* 135.

162. Le vomissement d'une bile verte, est d'un
pronostic encore plus fâcheux. *Hip.* 131.

163. Le vomissement atrabilaire annonce dans
les maladies aiguës , une mort prochaine. * 17.
Hip. 131. 132.

164. Les pronostics (161. *et suiv.*) s'étendent
aussi aux fievres aiguës qui sont produites par des
plaies. *Hip.* 133.

16 . Le vomissement de sang noir, soit liquide,
ou grumelé, quoiqu'accompagné d'un pouls très-
mauvais , des signes de la plus grande foiblesse,
n'est cependant pas dans les maladies aiguës ,
d'un pronostic aussi funeste, que le vomissement
atrabilaire (163).

166. Si les humeurs rendues par le vomisse-

ment, déposent une matiere hachée , une espece de marc : on reconnoît à ce signe le vomissement iliaque, tant aigu que chronique , qui est toujours accompagné du plus grand danger. * 18.

167. Les déjections fournissent dans le cours des maladies aiguës , des signes qu'il est important de bien connoître, et qui contribuent à la justesse du pronostic. Le jeune Médecin ne sauroit trop tôt se défaire de cette honte déplacée , de cette espece d'embarras qu'il éprouve en demandant à les voir. Le bien de l'humanité qui est l'objet de notre art , ennoblit les choses qui paroissent les plus abjectes aux yeux du vulgaire.

168. Il est avantageux dans le cours des maladies aiguës , que les déjections soient naturelles pour la consistence et les autres qualités. *Hip.* 137. Si précédemment liquides , elles daviennent plus épaisses , ce changement est favorable. C'est un signe de coction qui annonce que la maladie tend à sa guérison *Hip.* 140.

169. Les borborigmes, le météorisme , un sentiment de pesanteur dans la région des reins , la molesse , l'inégalité , quelquefois l'intermittence du pouls , sont les signes qui ont coutume d'annoncer le cours de ventre , et qui, précédés des signes de coction, donnent lieu d'espérer qu'il sera critique.

170. S'il se déclare un cours de ventre dans les premiers jours d'une fievre aiguë , qui ait débuté

par les symptomes qui caractérisent une maladie grave (294) ; ce seroit donner une preuve d'inexpérience, que de se flatter qu'à cette période de la maladie, ce cours de ventre put être critique. Il concourt au contraire avec les autres symptomes, à faire connoître que la maladie sera grave et dangereuse. *Hip.* 148.

171. Pour être critique le cours de ventre doit être copieux.

172. La matiere d'une diarrhée critique, a ordinairement la consistence d'une purée plus ou moins épaisse ; sa couleur est jaune, tirant plus ou moins sur le brun. *Hip.* 140. 141.

173. La médecine perfectionnée, paroît en usant à propos des laxatifs, prévenir souvent la nature et rendre ces sortes de crises plus rares de nos jours, qu'elles ne l'étoient chez les anciens.

174. Le cours de ventre qui survient dans une fievre aiguë, est souvent avantageux, sans être complétement critique. La qualité (172.) des déjections, mais sur-tout le soulagement marqué qu'en retire le malade, le font reconnoître.

175. Tout cours de ventre purement symptomatique, doit être mis au nombre des signes défavorables.

176. Le cours de ventre séreux, copieux, symptomatique, est familiér aux fievres malignes ; il annonce le danger.

177. Ce cours de ventre est d'autant plus dan-

gerçux : il épuise d'autant plus vîte les forces du malade, que les selles sont plus fréquentes et plus copieuses.

178. On doit être fort inquiet sur le sort d'une femme en couche que saisit un pareil cours de ventre ; sur-tout s'il survient dans les premiers jours de la couche.

179. Les selles de couleur d'argile, donnent lieu de soupçonner des vers.

180. Si le malade rend des vers, il vaut mieux qu'ils sortent morts et à la fin de la maladie, lorsqu'elle paroît en mouvement de diminution, que vivants et au commencement.

181. Les selles qui sont liquides, couleur de jaune d'œuf, symptomatiques, annoncent le danger. Celles qui sont liquides, vertes, porracées, sont d'un augure encore plus fâcheux.

182. Les selles atrabilaires, c'est-à-dire, liquides, brunes, livides, noires, annoncent une mort prochaine, ainsi que celles dont l'odeur est cadavéreuse.

183. Les déjections de sang noir, caillé, moulé en forme de boudins, sont quelquefois une suite naturelle d'une forte hémorrhagie du nez, dans laquelle le malade a avalé beaucoup de sang.

184. On doit aussi s'attendre à observer de pareilles déjections, après le vomissement de sang.

185. Les déjections de sang noir, soit liquide

ou caillé, surviennent aussi quelquefois dans les fievres aiguës, sans qu'il ait précédé ni forte hémorrhagie du nez, ni vomissement de sang.

186. Malgré l'extrême foiblesse du pouls et de tout le corps; malgré l'excessive altération de la physionomie (25.) qui accompagnent ordinairement de telles déjections (184. 185.); elles ne sont cependant pas à beaucoup près aussi funestes que les déjections atrabilaires. Le malade en échappe ordinairement, s'il est bien traité. Elles paroissent même avoir dans certains cas, quelque chose de critique.* 19.

187. Les déjections dyssentériques qui surviennent dans le cours d'une maladie aiguë, sont ou salutaires, ou d'un pronostic plus ou moins fâcheux, suivant qu'elles soulagent sensiblement le malade, ou qu'elles sont purement symptomatiques.

188. Lorsque la suppression d'un cours de ventre est suivie de météorisme, d'une augmentation de foiblesse, de dégoût; c'est un signe que la disposition actuelle du malade exige que le cours de ventre soit rétabli.

189. Cette proposition (188.) s'applique avec la même justesse, aux cours de ventre qu'on peut observer dans les maladies chroniques. *Hip.* 154.

190. Il est avantageux dans les maladies aiguës, que les urines donnent des signes de coction, c'està-dire, qu'elles soient naturelles pour la consis-

tence , la couleur et l'énéorême. Il est sur-tout
avantageux qu'elles parviennent par degrés à cet
état de coction, et qu'elles y persistent. De telles
urines donnent lieu de prévoir que la maladie se
terminera bientôt et heureusement.

191. On ne doit pas se fier à la coction des
urines qui paroît au début d'une maladie, à moins
qu'elle ne présente tous les signes d'une fievre
éphémere.

192. On ne doit pas non plus tirer un pronostic favorable des urines qui présentent alter-
nativement des signes de coction et de crudité.
Cette variation dans les urines, donne lieu de
prévoir que la maladie n'est pas prête à se terminer.

193. On observe quelquefois dans le cours des
fievres malignes, et même dans certains cas,
peu d'heures avant la mort, qu'au milieu des
symptomes les plus funestes, les malades rendent des urines parfaitement naturelles.

194. Il faut connoître ces exceptions (191. 192.
193.). Il faut en tirer cette conséquence, que
qui fonde uniquement son pronostic sur un tel
signe, est très-sujet à se tromper. Mais il faut se
garder d'en conclure que l'inspection des urines
n'est d'aucune utilité pour le pronostic.

195. Les urines qui, transparentes lorsque le
malade vient de les rendre, se troublent ensuite
et déposent un sédiment épais, blanc, uni ; ces

urines, dis-je, annoncent la solution de la maladie; elles sont véritablement critiques.

196. Cette espèce de solution spontanée des maladies aiguës s'opere ordinairement sans trouble. Elle n'est point accompagnée de symptomes alarmants. Elle ne mérite pas le nom de crise, à prendre ce mot dans le sens exact (355.).

197. Le sédiment (195) a pour l'ordinaire une légere teinte de rouge.

198. Les urines absolument claires, destituées de couleur et d énéorême, donnent lieu de croire que la maladie n'est pas prête à se terminer.

199. Ces urines sont d'un pronostic un peu plus grave chez les enfants dont les urines sont, en état de santé, plus épaisses que celles des adultes, et sur-tout des femmes délicates, vaporeuses.

200. Les urines jumenteuses, c'est-à-dire, qui se troublent sans déposer, sont au nombre des signes défavorables.

201. On peut en dire autant des urines ardentes, dont le pronostic est d'autant plus fâcheux, qu'elles sont plus rouges, et en plus petite quantité.

202. Les urines ardentes au point de passer à la couleur brune, noire, font d'un funeste pronostic, soit qu'elles aient un énéorême, un dépôt de même couleur, ou qu'elles n'en aient pas.

203. Galien, Duret et plusieurs autres Auteurs,
assurent

assurent que ces urines sont d'un pronostic beaucoup moins fâcheux chez les femmes dont les
lochies ou les menstrues sont supprimées.

204. Tout changement dans les urines, des
qualités (198. *et suiv.*) vers l'état de coction (190).
est avantageux. Il est au contraire fâcheux que
les urines, de cuites qu'elles étoient, deviennent claires ou jumenteuses, ardentes etc.

205. On ne doit pas confondre le sédiment fari-
neux, surfuracé, avec le sédiment critique
(195. 197.). Celui-là est au nombre des signes
défavorables.

206. Dans les fievres malignes, et dans les autres
maladies aiguës qui participent de leur caractere,
le pissement de sang est un symptome funeste.

207. L'expérience prouve que la rétention
d'urine qui survient dans une maladie aiguë, n'est
pas un symptome aussi fâcheux qu'on seroit porté
à le croire, à en juger par le simple raisonnement.

208. Bien plus, elle sert quelquefois, quoique rarement, de crise complette à de telles
maladies. * 20.

209. Si dans le cours d'une maladie aiguë, il
survient une sueur abondante, universelle, vapo-
reuse, et qui soulage : cette sueur est avantageuse et de bon augure : elle diminue, souvent
même entiérement critique, elle termine la maladie. *Hip.* 171. 172. 177.

D

210. La crise prompte et complette par la sueur, est souvent *immédiatement* précédée de cette espece de frisson qu'on appelle *rigor. Hip.* 178.*21.

211. L'humectation, la souplesse de la peau, le pouls mol, souple, développé, étendu, onduleux, joints aux signes de coction, donnent lieu d'attendre des sueurs, soit simplement utiles, soit entiérement critiques et décisives.

212. Ce pronostic est souvent fortifié par la considération du tempéramment particulier du malade ; si les maladies ont coutume de se terminer par la sueur.

213. La sueur qui termine les accès de fievres intermittentes, ou les redoublements d'une fievre continue, annoncent seulement la fin de l'accès, ou du redoublement, mais ne fait rien au pronostic de la maladie.

214. La sueur peut être avantageuse et même critique dès le premier jour, dans une fievre éphémere, dans une fievre de rhume. Mais on ne doit pas s'attendre qu'elle ait rien de critique, si elle paroît au commencement d'une fievre qui ait débuté avec les symptomes d'une maladie grave.

215. La sueur purement symptomatique doit être mise au rang des signes défavorables. *Hip.* 173.

216. La sueur qui se borne au front, au visage, au col, le reste du corps étant dans un état de sécheresse, cette sueur, dis-je, est symptomatique. Elle annonce dans les maladies aiguës le danger

dont le degré doit être déterminé par la considération des autres symptomes que présente la maladie.

217. Les sueurs froides, soit générales, soit
particelles (216.), précédées et accompagnées
des symptomes les plus fâcheux, annoncent une
mort prochaine. *Hip.* 174. 175. 176. 179.

218. On ne doit pas ignorer que les parties
suantes et découvertes, se refroidissent aisément
par l'action de l'air extérieur. On doit savoir distinguer par le grand usage, le degré de froid de
telles sueurs, de celui des sueurs froides mortelles :
on doit savoir que celles-ci sont toujours précédées et accompagnées des signes les plus funestes.
Faute de pareilles attentions, on pourroit tomber
dans les erreurs de pronostic les plus absurdes.

219. La sueur quoique chaude, quoiqu'abondante et universelle, n'en annonce pas moins
quelquefois une mort prochaine ; et dans ce cas,
elle est accompagnée d'une excessive foiblesse,
de la face hipocratique, de l'anxiété, en un mot
des symptomes les plus funestes. Cette sueur
paroît quelquefois visqueuse.

220. Les maladies aiguës sont quelquefois subitement terminées par une hémorrhagie du nez.
Hip. 127.

221. Cette crise est particuliere aux jeunes gens
depuis l'âge de quatorze à quinze ans, jusqu'à
celui de trente à trente-cinq. *Hip.* 180.

222 La méthode que les Médecins suivent de nos jours dans le traitement des maladies aiguës, paroît rendre les crises par hémorrhagie du nez, un peu moins fréquentes qu'elles ne l'étoient chez les anciens.

223. La jeunesse du sujet, sa disposition particuliere à l'hémorrhagie du nez, le pouls rebondissant, la rougeur du visage, l'assoupissement, le tintement d'oreille, la démangeaison dans les narines, sont les circonstances principales, qui jointes à des signes de coction (168. 190. 279. 282. 284.) donnent lieu de s'attendre que la maladie sera bientôt jugée par cette espece de crise. *Hip.* 180. 181. 182.

224. Si le visage est notablement plus rouge d'un côté que de l'autre, on est en droit de présumer que le sang viendra de la narine du même côté.

225. Cette crise est souvent précédée de veilles opiniâtres, de rougeur des yeux, d'un délire phrénétique, de violentes douleurs de tête, et d'autres symptomes alarmants.

226. L'hémorrhagie du nez qui ne procure aucun soulagement est un symptome grave. *Hip.* 184.

227. S'il arrive dans le cours d'une maladie aiguë, que le malade rende par le nez seulement quelques gouttes de sang : une telle hémorrhagie ne peut être critique. On doit la mettre au contraire au nombre des symptomes graves, sur-tout chez les sujets d'un âge mûr, ou avancé. *Hip.* 183.

(53)

228. Chez les jeunes gens, si ce symptome est accompagné ou suivi des signes (223.) il concourt avec eux, pour annoncer une hémorrhagie critique.

229. Chez les femmes, l'éruption abondante et prématurée des menstrues, supplée quelquefois à l'hémorrhagie du nez, pour juger et terminer promptement les maladies aiguës.

230. Si la période des menstrues tombe dans le cours d'une maladie aiguë, il est avantageux et de bonne augure, qu'elles paroissent au temps et à la quantité ordinaire.

231. Les pertes de sang symptomatiques, sont d'un pronostic fâcheux.

232. Le pissement de sang, l'hémopthysie abondante, ne surviennent gueres que dans le cours des fievres malignes, et particuliérement des petites véroles du plus mauvais caractere, ou ces hémorrhagies annoncent une mort assurée.

233. Les parotides s'observent également dans les fievres pestilentielles, et dans les fievres malignes. Les bubons soit inguinaires, soit axillaires ou cervicaux, appartiennent plus particuliérement aux fievres pestilentielles. *Hip.* 186. 188.

234. Le bubon est avantageux et de bon augure, lorsque son éruption est suivie d'un soulagement marqué ; il est entiérement critique, lorsqu'il fait cesser la fievre et tous les symptomes formidables qui l'accompagnoient. *Hip.* 187. Dans l'un

et l'autre cas , il est à desirer qu'il prenne promptement la tournure de la suppuration. *Hip.* 191.

235. Ce qu'on vient de dire du bubon , est également vrai des parotides.

236. La délitescence d'un bubon , d'une parotide , est suivie de la mort , si l'une ou l'autre de ces tumeurs n'est subitement remplacée par une tumeur semblable , ou par un charbon critique , ou par une évacuation critique. *Hip.* 186. 192.

237. La résolution de ces sortes de tumeurs , n'est pas accompagnée du même danger , si elle se fait peu à peu et par degrés.

238. Les parotides , les bubons symptomatiques , annoncent une mort prochaine. *Hip.* 187.

239. En temps de peste, le bubon qui survient à un homme sain d'ailleurs , et qui n'a aucun autre signe de maladie , doit être regardé comme préservatif. Il annonce que cet homme ayant été infecté , la nature a déposé heureusement le venin pestilentiel dans cette tumeur , sans lui donner pour ainsi dire le temps de développer la maladie.

240. Le charbon est un symptome familier aux fievres pestilentielles. On l'observe aussi dans quelques fievres malignes du bas Languedoc, de la Provence , &c.

241. Lorsque l'éruption d'un charbon fait cesser la fievre et les symptomes formidables qui l'accompagnoient : lorsque la gangrene qui caractérise cette tumeur , se borne promptement :

le charbon est critique : il termine la maladie.

242. Si la nature ne borne pas la gangrene : si les caustiques, si le fer sont employés inutilement pour la borner : si la fievre persevere, le pouls devenant de plus en plus fréquent, petit, mol, foible ; le charbon est purement symptomatique ; on doit en porter le pronostic le plus funeste.

243. Les pustules noires, charboneuses, sont au nombre des signes les plus pernicieux, dans la petite vérole, dans les fievres pestilentielles.

244. Lorsque dans le cours d'une maladie aiguë, la gangrene se déclare aux téguments des parties postérieures : ce symptome concourt avec les autres, pour en faire connoître la violence et le danger.

245. Si cette gangrene paroît faire chaque jour de nouveaux progrès, c'est un signe fâcheux.

246. On doit au contraire bien espérer de l'issue de la maladie, si l'on observe que la nature travaille efficacement pour borner la gangrene, et séparer par une supuration louable, les parties mortifiées de celles qui sont vivantes et saines.

247. De fortes douleurs aux pieds, aux jambes ; l'éruption de *vibices* ou tâches de verge sur ces parties ; leur lividité, leur noirceur, annoncent ordinairement une mort prochaine.

248. Il arrive cependant quelquefois que ces symptomes sont l'effet d'une gangrene salutaire et critique ; ce qu'on reconnoit alors, en voyant

les symptomes de la maladie disparoître à mesure que la gangrene s'établit. *Hip.* 206.

249. Les fievres aiguës qui traînant en longueur, ne présentent cependant pas des signes funestes, se terminent quelquefois par un dépôt inflammatoire ou purulent, sur quelque partie de l'habitude du corps. *Hip.* 193. 194. 195.

250. Si une fievre aiguë changeant de caractere, et se terminant en fievre lente, le malade souffre de la toux, de l'oppression : s'il se plaint d'une douleur gravative dans quelque partie de la poitrine : s'il ne peut se coucher sur l'un des deux côtés, sans souffrir davantage de la toux, de l'oppression : de tels signes donnent lieu de croire que la fievre aiguë s'est terminée par un dépôt sur le poumon. (474 *et suiv.*).

251. Il est avantageux que le visage du malade s'exténue en proportion de la violence et de la durée de la maladie ; mais si les six, les huit prémiers jours d'une fievre aiguë, son visage paroît se soutenir, et même devenir plus plein que dans l'état de santé ; on doit savoir que ce symptome appartient aux fievres malignes. *Hip.* 198.

252. Le gonflement du visage qui survient à la fin d'une fievre aiguë, est ordinairement salutaire et critique. Cette espece de crise est particuliere aux fievres malignes.

253. Si dans le cours d'une fievre aiguë, il survient au malade une érésipelle, soit à la face,

soit aux jambes ; l'éruption d'une telle tumeur , est ordinairement avantageuse , quelquefois même entièrement critique.

254. Mais si l'érésipelle ne produit aucun soulagement : elle rentre comme toutes les évacuations , les dépôts syptomatiques , dans la classe des signes défavorables.

255. Cette espèce de fievre éruptive qu'on nomme à raison de son principal symptome , l'érésipelle de la face , est en général exempte de danger.

256. S'il arrive au commencement d'une telle fievre , que le malade soit excessivement abattu ; qu'il éprouve de fréquentes nausées, des foiblesses ; qu'il ait le pouls fréquent , petit , mol , foible , irrégulier : ces symptomes ne doivent cependant pas alarmer. Les traces de l'érésipelle naissante qu'on observe sur quelque partie du visage, le plus souvent au nez , ou aux environs , nous rassurent contre ces symptomes. Le vomissement, et la formation de l'érésipelle les font disparoître.

257. Si l'érésipelle formée , la fievre cesse : la maladie est courte et de peu d'incommodité.

258. Si l'érésipelle formée , la fievre continue ; la maladie en devient plus longue et plus souffrante.

259. Si la fievre aiguë qui accompagne l'érésipelle de la face , présente dans son cours les symptomes qui caractérisent les fievres malignes :

c'est alors que cette maladie est vraiement dangereuse. Mais ce cas est rare.

260. Les métastases ou transports d'humeurs
goutteuses, inflammatoires, érésipélateuses, purulentes, sont favorables toutes les fois qu'elles se
font du dedans au dehors ; toujours dangereuses,
souvent funestes, lorsqu'elles se font du dehors au
dedans. *Hip.* 199 *et suiv.*

261. Si l'humeur de la goutte déplacée, reper-
cutée produit l'apoplexie, l'esquinancie, l'inflammation de poitrine, ou du bas-ventre ; cet événement est ordinairement suivi d'une mort prompte ;
à moins que l'art ou la nature ne réussissent à rappeller l'humeur de la goutte aux pieds.

262. Dans le rhumatisme, l'humeur morbifique
se porte quelquefois sur le poumon et excite la
toux, l'oppression, le crachement de sang, mais
avec beaucoup moins de danger que lorsque ces
mêmes symptomes sont produits par une métastase de la goutte * 22.

263. S'il arrive au commencement d'une maladie aiguë, que des douleurs vives aux cuisses,
aux jambes, cessant brusquement, il survienne un
délire frénétique, un point de côté, on a tout à
craindre pour l'issue d'une telle maladie. *Hip.* 200.

264. Si par une erreur de la nature, ou par
l'application téméraire de quelque topique reper-
cussif, l'érésipelle de la face disparoissant subitement, fait place à un délire frénétique, à un

assoupissement léthargique , une telle métastase annonce le plus grand danger.

265. Lorsque la supuration abondante d'une plaie considérable , tarit brusquement ; on doit s'attendre que le pus repompé dans la masse des humeurs , se déposera sur quelque viscere, et fera périr le malade.

266. La nature termine quelquefois les maladies aiguës , par l'éruption d'aphtes nombreuses, et par une abondante salivation.

267. Les fievres pétéchiales, souvent produites par l'infection de l'air dans les vaisseaux, dans les prisons, dans les hôpitaux, présentent assez communément les symptomes qui sont familiers aux fievres malignes : mais c'est uniquement sur ces symptomes bien appréciés , qu'on doit en appuyer le pronostic, et non sur l'éruption qui leur est particuliere , et qui paroît n'avoir rien de critique. * 23.

268. L'éruption de taches de pourpre , est familiere aux fievres pestilentielles et malignes , et aux especes de petites véroles. * 24. (575. 576. 577. 578.).

269. Le visage excepté, ces taches sortent sur toute l'habitude du corps. Lorsqu'elles sont peu nombreuses, elles paroissent de préférence sur le col et sur la partie antérieure de la poitrine.

270. Cette éruption est d'un funeste augure. Plus elle est nombreuse, plus les taches de pour-

pre sont grandes , plus leur couleur est foncée , plus la mort est certaine.

271. Les taches livides , violettes, s'il en survient dans le cours d'une fievre pestilentielle ou maligne , annoncent une mort prompte et certaine. *Hip.* 204.

272. Les *vibices* ou taches de verge ont la même signification pronostique. Il arrive souvent que les lividités , les taches de verge ne se montrent que durant l'agonie , ou même après la mort.

273. Cette espece d'éruption, qu'on nomme la *porcelaine*, se montre quelquefois, mais rarement dans les fievres continues. Elle n'annonce rien de fâcheux.

274. Elle survient aussi quelquefois par l'effet d'une forte indigestion, et se dissipe avec elle. * 25.

TROISIEME SECTION.

275. LOrsqu'au commencement d'une fievre, la langue se couvre d'un enduit plus ou moins épais, blanchâtre, tirant plus ou moins sur le jaune : un tel signe donne lieu de croire que la maladie sera une fievre aiguë continue, soit simple et bénigne, soit du nombre de celles qui sont graves et dangereuses. On ne l'observe que bien rarement dans les fievres éphémeres, dans les fievres de rhume, de fluxion, et même dans les fievres intermittentes.

276. Tant que cet enduit devient de jour en jour plus épais, plus sec, d'une couleur plus foncée; on doit en conclure que la maladie est encore dans la période de l'accroissement.

277. Ce n'est que dans les fievres aiguës les plus dangereuses, que cet enduit prend une couleur rouge, brune, noire; que la langue devient absolument séche et rude, et que les dents antérieures se couvrent d'un limon sec et noirâtre.

278. Mais, lorsqu'on observe que la langue commence à s'humecter par les bords, que l'étendue de cet enduit diminue par degrés, que toute la bouche s'humecte, que les gencives reprennent leur couleur vermeille; de tels signes sont très-favorables. Ils indiquent que la sécrétion de la salive, que la transpiration de tout l'intérieur de la bouche se rétablissent; ils marquent l'état de coction.

279. Il est également avantageux que les yeux du malade, précédemment obscurcis, reprennent leur clarté naturelle. Que son regard, auparavant languissant, redevienne ferme et décidé. De tels signes donnent lieu d'espérer que la maladie se terminera bientôt et heureusement. *Hip.* 216.

280. Si le malade respire la bouche ouverte, on ne doit tirer aucune induction pronostique de la sécheresse de sa langue.

281. Si le petit effort qu'il fait pour sortir la langue et la montrer, suffit pour la rendre trem-

biante, c'est un signe de grande foiblesse qui n'appartient qu'aux maladies aiguës les plus graves.

282. Si le nez ayant été bouché dans le cours de la maladie, il vient à s'humecter, de manière que le malade mouche des matieres épaisses, qu'il se débarrasse en se mouchant, de quelques tampons, qu'il recouvre la faculté de respirer par le nez : ce signe concourt avec les signes (278. 279.) pour marquer l'état de coction, et annoncer la prochaine et heureuse terminaison de la maladie.

283. La sécheresse, la rudesse de la peau, doivent être mises au nombre des signes défavorables. Tant qu'elles persistent, on ne doit pas croire que la maladie soit prête à se terminer.

284. Mais, si de séche et rude qu'elle étoit, la peau devient souple et humectée comme dans l'état de santé, ce changement est de très-bon augure. C'est un signe de coction qui donne lieu d'espérer que la maladie sera bientôt et heureusement terminée.

285. Les signes de coction (168, 190, 278, 279, 282, 284) donnent lieu de s'attendre à la prompte et heureuse terminaison de la maladie.

286. Lorsqu'une évacuation, une éruption, un dépôt, paroissent salutaires par leurs qualités, et sur-tout par la diminution notable, ou par la cessation des symptomes qui accabloient auparavant le malade, ils assurent sa guérison.

287. Le soulagement qui n'est point dû à une

évacuation , à un depôt , ou à une éruption salutaire , est infidele : on ne doit pas se flatter qu'il
soit durable. *Hip.* 219.

288. Les fievres intermittentes, les fievres du
même genre que leurs accès doublés , prolongés
font paroître sous le type de continuës , font une
exception à la regle (287). Le kinkina réussit
souvent à supprimer les accès des premieres , à
modérer au moins les redoublements des autres ,
sans qu'il paroisse que cet effet soit dû à aucune
évacuation salutaire.

289. Les évacuations , les dépôts , les éruptions
purement symptomatiques , sont dans la classe
des mauvais signes. *Hip.* 217. 218.

290. Lorsque cherchant à imiter la nature , et
tâchant de la seconder , nous employons dans le
traitement des maladies aiguës la saignée , les vo-
mitifs , les purgatifs , l'application des sang-sues ,
d'un sinapisme , d'un vésicatoire , des ventouses :
il est avantageux et de bon augure que ces secours
de l'art produisent le soulagement desiré. Si au
contraire ils ne produisent aucun soulagement ,
c'est toujours un signe plus ou moins fâcheux.

291. Si au commencement d'une fievre aiguë ,
le malade souffre de fortes douleurs dans le dos ,
dans les lombes : ce symptome donne lieu de
s'attendre que la maladie sera grave et dangereuse. *Hip.* 223.

292. Les douleurs vives dans les jambes , dans

les cuisses ; donnent lieu au même pronostic. *Hip.* 225.

293. Si de telles douleurs abandonnant brusquement les parties externes, et l humeur morbifique qui les occasionnoit, se portant sur tel ou tel viscere, il survient un déliré phrénétique, un point de côté, des signes d'inflammation du bas-ventre ; de telles métastases sont ordinairement funestes. *Hip. ibid.*

294. Les nausées, les vomissemens opiniâtres, laborieux (159), avec cardialgie, anxiété ; le cours de ventre séreux, bilieux symptomatique (175, 176); le pouls constamment petit, mol, foible, très-fréquent, souvent inégal (2); la prostration des forces (23); les douleurs (291, 292); sont les principaux symptomes qui, paroissant au commencement d'une fievre aiguë, donnent lieu de s'attendre qu'elle sera grave et dangereuse. C'est par de tels symptomes qu'ont coutume de débuter les fievres pestilentielles, les fievres malignes.

295. La surdité, si elle se déclare au commencement d'une fievre aiguë, contribue, ainsi que le gonflement du visage (251) à augmenter la certitude d'un tel pronostic.

296. Lorsque dans les premiers jours d'une fievre aiguë, nous sommes interrogés sur son caractere : nous devons user de beaucoup de circonspection dans nos réponses, jusqu'à ce qu'il soit bien développé. L'expérience inspire cette réserve. Les Médecins

Médecins qui s'en écartent , se trouvent souvent
dans le cas d'avouer leurs méprises , ou ce qui est
pire encore , de les soutenir , ou de les excuser
par des propos plus ou moins contraires à la can-
deur et à la vérité.

297. Lorsqu'une fievre aiguë parvient au septieme , au huitieme jour, sans qu'il s'y développe
aucun des signes qui sont familiers aux fievres dangereuses et qui les caractérisent , on peut être
tranquille et assurer qu'elle sera exempte de danger.

298. Dans le cours des maladies aiguës , il est
souvent important de prévoir à-peu-près le temps
qu'elle doivent durer.

299. Cette connoissance anticipée de la durée
d'une maladie aiguë , se tire en premier lieu de
son espece. On sait que le cholera-morbus se
termine dans l'espace de vingt-quatre à trente-six
heures, souvent plutôt. Qu'en temps de peste ,
il n'est pas rare de voir des malades y succomber dans l'espace de quelques heures : que plus
souvent cette cruelle maladie dure quelques jours :
qu'à la fin de l'épidémie il arrive ordinairement
qu'elle s'adoucit, et que diminuant de la férocité
de son caractere, sa marche devient beaucoup
moins rapide : que relativement à la durée on observe une grande variété dans les autres fievres
épidémiques : que les fievres continues, les fievres
inflammatoires sporadiques, se terminent ordinairement dans l'espace de quatorze à vingt jours ,

E

souvent plutôt, lorsqu'elles deviennent mortelles : que le rhumatisme se termine rarement avant le trentiémé jour ; qu'il dure très-souvent jusqu'à six et sept semaines : que l'espece de fievre continue que nous avons décrite ailleurs (*a*) sous le nom de fievre maligne des jeunes gens , s'étend quelquefois jusqu'au cinquantieme , au soixantieme jour, lorsqu'elle se termine heureusement : que l'apoplexie est souvent mortelle dans un instant, dans quelques heures, dans l'espace d'un jour, de trente-six heures ; que si la fievre survenant , elle dégénere en fievre remittente soporeuse, cette maladie secondaire dure assez ordinairement de quatorze à vingt jours : que les petites véroles discrettes et bénignes se terminent dans l'espace de dix à onze jours : que celles qui sont confluentes ou d'un mauvais caractere , s'étendent souvent jusqu'au dix-septieme , au vingtieme jour , lorsqu'elles se terminent heureusement.

300. Plus la marche d'une fievre aiguë est vive , plus les symptomes graves s'y développent rapidement : plus on a lieu de présumer qu'elle se terminera promptement, soit par la mort , soit par la guérison.

301. En fait de fievre, le proverbe, *ce qui est violent n'est pas durable* , est assez généralement vrai.

(*a*) Mémoires sur les fievres aiguës.

302. Quand la fievre est constamment très-vive, le pouls très-fréquent, fort, élevé, beaucoup de soif et d'inquiétude, chaleur ardente à l'habitude du corps, on a lieu de présumer que la maladie sera courte, ou du moins que les choses ne demeureront pas long-temps dans le même état.

303. Mais si les huit, les dix premiers jours d'une fievre aiguë qui attaque un sujet dans la premiere fleur de l'âge, on observe que la maladie ne fait presque pas de progrès sensibles, les forces étant cependant abattues, le pouls fréquent, petit, mol, foible ; peu de chaleur à l'habitude du corps : de tels signes donnent lieu de présumer que la maladie sera cette espece de fievre maligne dont la marche est très-lente, et qui s'étend au moins jusqu'au trentieme, souvent jusqu'au quarantieme, au cinquantieme jour ou au delà, lorsqu'elle se termine heureusement.

304. En visitant les premiers malades, les Médecins se mettent bientôt au fait du caractere des fievres épidémiques, de leur marche et de leur durée.

305. Les fievres pestilentielles, les fievres malignes, tant épidémiques que sporadiques, sont d'autant plus meurtrieres que leur marche est plus rapide.

306. Les fievres intermittentes sont en général, mais non toujours exemptes de danger.

307. On doit sur-tout redouter celles qui sont so-

poreuses ou syncopales ; mais on doit observer en même-temps qu'au moyen du kinkina, l'influence de l'art est dans ces sortes de fievres beaucoup plus efficace , et plus évidemment décisive que dans les fievres continues.

308. Dans les fievres remittentes le pronostic doit s'appuyer sur les symptomes qui se développent dans le redoublement.

309. Si dans de pareilles fievres un Médecin néglige de visiter le malade dans le temps des redoublements , il s'expose aux erreurs de pronostic les plus funestes à sa propre réputation , et à la vie du malade.

310. Il est avantageux et de bon augure que les symptomes qui se développent dans les redoublements , se bornent à une augmentation de la fievre et des incommodités qui ont coutume de l'accompagner, telles que le mal de tête, les inquiétudes, la chaleur, la soif, peu de sommeil, la fréquence de la respiration.

311. Si le redoublement amene un léger délire , un peu d'oppression , une toux incommode, un météorisme modéré , le cas en devient plus grave.

312. Mais on a tout à craindre, lorsqu'il survient dans les redoublements, soit des foiblesses , des syncopes, soit un délire phrénétique, ou une affection soporeuse, apoplectique, ou des mouvements convulsifs, ou un météorisme excessif, ou les symp-

tomes de la pleurésie, de la péripneumonie, d'une inflammation de bas ventre.

313. Il est avantageux que dans les redoublemens le pouls se maintienne développé. Mais s'il devient petit, mol, inégal, c'est un mauvais signe : c'est un signe qu'on observe sur-tout dans les fievres malignes remittentes soporeuses.

314. Le début des redoublemens des fievres vraiment continues se fait reconnoître, soit par un refroidissement des extrêmités, soit par une toux, par une soif importune, par une augmentation d'inquiétudes et de mal de tête.

315. Lorsque chaque redoublement d'une fievre remittente débute par un frisson, on doit juger que cette fievre est dans le fait une véritable intermittente, que ses accès prolongés font paroître sous le type de continue.

316. Ces fievres (315) ne s'observent ici que vers le milieu de l'été, jusqu'au commencement de l'automne. Lorsqu'elles se terminent heureusement, elles ont coutume de dégénérer en fievres évidemment intermittentes.

317. Si une fievre ayant débuté sous le type d'une fievre intermittente tierce ou double tierce, elle devient ensuite continue, et perd les signes (315) de fievre intermittente, on doit en être alarmé. De telles fievres développent très-communément les symptomes les plus dangereux.

318. Tant que les redoublemens d'une fievre

remittente se succedent en augmentant , soit pour la durée , soit pour la violence des symptomes , on doit juger que cette fievre est encore dans le période de l'accroissement et du danger. Si l'on observe le contraire , on doit en tirer un bon pronostic , et penser que la fievre est dans le période de sa déclinaison.

319. Dans les fievres remittentes doubles tierces , dont les redoublemens sont ordinairement inégaux pour la violence et pour la durée, le pronostic (318) doit s'appuyer sur l'observation des redoublemens qui se correspondent de deux jours l'un. Il pourroit être très-fautif , si on l'établissoit seulement sur la comparaison d'un redoublement avec celui qui l'a immédiatement précédé * 26.

320. S'il arrive à la fin d'une fievre remittente de mauvais caractere , et dont les redoublemens aient toujours marché en augmentant , et aient développé des symptomes formidables ; s'il arrive, dis-je, dans de telles circonstances qu'un nouveau redoublement débute par un refroidissement excessif des extrêmités : si ce refroidissement est étendu au point qu'on trouve non-seulement les pieds du malade , mais même ses jambes , ses genoux , ses cuisses froids comme le marbre; si ce froid dure deux , trois heures , et même beaucoup au de là : de tels signes donnent tout lieu de craindre que le malade ne succombe dans le redoublement dont ils sont le prélude.

321. Le hoquet, un sentiment de chaleur brûlante intérieure, s'ils se joignent aux signes (320), ajoutent encore à la certitude de ce funeste pronostic.

322. S'il arrive dans une maladie aiguë, qu'avec un mauvais pouls, beaucoup de foiblesse, peu de chaleur à l'habitude du corps, ou même avec refroidissement des extrêmités, et après les symptomes les plus fâcheux, le malade sente un feu dévorant dans l'intérieur du corps ; on doit croire que sa mort est prochaine * 27. *Hip.* 207. 209. 210. 211.

323. Pour être certain, le pronostic ne doit pas s'appuyer sur un seul signe, mais sur l'ensemble de tous les signes que présente une maladie aiguë, et sur l'examen attentif de tout ce qui a précédé.

324. Les symptomes qui survenant dans une maladie aiguë caractérisent une affection grave d'un ou de plusieurs visceres, sont les signes les plus assurés d'un danger imminent.

325. Ceux qui indiquent une très-grande foiblesse, une circulation languissante et prête à s'éteindre, ces symptomes, dis-je, s'ils succedent et se joignent à ceux dont je viens de parler, sont les signes les plus assurés d'une mort prochaine. (4. 5. 18. 19. 20. 21. 25. 27. 28.)

326. Si un vieux ulcere qu'avoit le malade, si ses jambes, ses épaules excoriées, suppurant par l'effet d'un vésicatoire, se séchent brusquement ;

si l'application d'un vésicatoire produit la gangrene
au lieu d'enflammer la peau et d'y exciter des
phlyctenes : de tels signes annoncent une mort
prochaine. Ils doivent être joints à ceux que je
viens de citer comme indices d'une circulation
languissante et prête à s'éteindre.

327. On a lieu de croire qu'une convalescence
est solide, lorsque le convalescent jouit d'un sommeil profond et pa sible, après lequel il se sent
refait et fortifié ; lorsque l'appétit et les forces lui
reviennent par degres, et proportionnellement à
la violence et à la durée de la maladie qu'il vient
d'essuyer ; et lorsque la maladie a été terminée
par une évacuation, ou par un depot salutaire.
(286. 287.)

328. Des circonstances contraires à celles que
nous venons d'exposer, donnent lieu de craindre
une récidive.

329. La durée des convalescences et les ména-
gements qu'elles exigent, sont proportionnels à la
violence et à la durée des maladies aiguës qui
les ont précédées. *Hip.* 233.

330. Les femmes enceintes attaquées de maladies aiguës, sont en général plus exposées à succomber que les autres sujets : elles sont de plus
en danger d'avorter dans le cours de ces maladies. *Hip.* 234.

331. Toute perte de sang, un cours de ventre
fort et opiniâtre, la dyssenterie, le tenesme, expé-

(73)

sent une femme enceinte à faire une fausse couche. *Hip.* 235. 236.

332. Les convulsions épileptiques qui précédent, accompagnent ou suivent l'accouchement,
sont très-ordinairement mortelles.

333. De ces convulsions, les moins funestes
sont celles qui occasionnées par la violence et la
durée des douleurs de l'accouchement, cessent
après qu'il est terminé.

334. Un accouchement subit et sans douleur
doit être suspect : sur-tout si la femme étoit déjà
languissante ou malade, et si les lochies sont de
mauvaise qualité. De tels accouchemens ont souvent les suites les plus funestes. *Hip.* 238,

335. Il est avantageux que les trois ou quatre
premiers jours l'accouchée soit exempte de fievre,
qu'elle n'éprouve que les incommodités qui sont
inseparables de son état, telles qu'une foiblesse
générale, des épreintes de matrice ; que les lochies coulent convenablement pour la quantité
et pour la qualité ; que le troisieme, le quatrieme
ou le cinquieme jour, la fievre de lait se déclare ;
que le lait monte au sein.

336. Il arrive souvent par une suite de l'irritation du travail, que l'accouchée a un peu de fievre le premier, le second jour ; et il ne faut pas
s'en allarmer, si d'ailleurs les lochies coulent bien,
si le pouls est développé, la peau souple, et s'il ne
se présente aucun symptome qui indique que quel-

que viscere soit menacé d'une affection grave.

337. Mais si dans les premiers jours de la couche, et avant que le lait ait monté au sein, il se déclare une maladie aiguë, on a tout à craindre pour la vie de l'accouchée.

338. Si dans cette période de la couche, il arrive à une femme d'avoir des absences, un délire passager; s'il lui arrive de balbutier pendant quelques instants; s'il lui semble, quoique sans raison, qu'on lui ait donné un coup sur la partie postérieure de la tête: on ne doit pas traiter légérement de tels symptômes de simples vapeurs. Mais on doit savoir que la femme qui les éprouve est menacée, soit d'un dépôt laiteux sur le cerveau, soit d'une fievre maligne.

339. Si l'accouchée tombe en apoplexie, ou si elle éprouve de fréquents accès de convulsions épileptiques, dans les intervalles desquels elle soit en léthargie, le dépôt de lait sur le cerveau est formé. Un tel dépôt fait périr pour l'ordinaire brusquement les femmes qui en sont attaquées.

340. Si avec supression des lochies, la nouvelle accouchée a une fievre très-vive, la région de la matrice douloureuse, dure et tendue, un délire continuel; à ces signes on reconnoît l'inflammation de la matrice, qui est suivie pour l'ordinaire d'une mort prompte.

341. Si dans les premiers jours, après un frisson plus ou moins vif, la nouvelle accouchée est

saisie de la fievre avec mal à la tête , la peau séche,
cours de ventre suppression des lochies , douleurs
vives , soit aux aines , soit dans une des régions
iliaques , ou dans quelqu'autre région du bas-ventre ; on a tout lieu de craindre que quelqu'une des
parties qui y sont contenues , ne soit affectée
d'inflammation : maladie pleine de danger : maladie très-rapide dans sa marche , particuliérement
lorsqu'elle porte sur l'estomac. *Hip.* 240,

342. Les signes d'une pleurésie , d'une péripneumonie , survenant à la même époque , annoncent aussi un très-grand danger.

343. Mais si sans présenter aucun des signes
(339. *et suiv.*) la nouvelle accouchée est saisie
d'une fievre aiguë qui débute par un vomissement
en par un cours de ventre ; la peau séche, le pouls
fréquent , petit , mol , foible : à ces signes et à
tous ceux qui se développent ensuite, on reconnoît
qu'elle a une fievre maligne : espece de fievre que
la circonstance rend encore plus dangereuse.

344. Du cinquieme au sixieme jour de la couche , après que le lait a monté au sein , jusqu'au
dix-huitieme jour, les femmes sont encore exposées à des dépôts inflammatoires de lait sur les visceres. Mais ces cas sont bien rare en comparaison
du nombre de ceux du même genre qu'on peut
observer dans les premiers jours des couches.

345. Les dépôts laiteux inflammatoires qui se
forment après que le lait a monté au sein, se

fixent ordinairement dans le tissu cellulaire du péritoine, dans l'une des régions iliaques. Ils y excitent des douleurs vives, opiniâtres, compliquées de fievre. Bien traités, ils se terminent ordinairement par la résolution. Quelquefois aussi ils dégénerent en abscés et mettent la malade en danger.

DIGRESSION *sur les crises et sur les jours critiques.*

346. Le mot *crise* est grec. On peut le rendre littéralement par le mot *jugement*.

347. La crise d'une maladie aiguë est donc cette opération, ce travail de la nature qui, la maladie étant parvenue à son plus haut période, y produit une révolution qui décide du sort du malade, soit pour la vie, soit pour la mort.

348. On dit qu'une crise est salutaire, lorsque cette opération, ce travail de la nature est suivi d'une évacuation, d'un dépôt, d'une éruption, qui change évidemment l'état du malade en mieux, qui le conduit à la guérison.

349. On dit qu'une crise est mortelle, lorsque la révolution qu'elle opere dans l'état de la maladie, la fait tourner à la mort.

350. L'époque d'une crise mortelle est évidemment le temps où la maladie porte une impression irrémédiable sur tel ou tel des organes nécessaires à la conservation de la vie.

351. Il arrive souvent que le malade ne succombe, qu'un, deux, trois jours après l'époque d'une crise mortelle.

352. Le jour de la mort est donc simplement celui dans lequel se consomme l'effet d'une telle crise ; et ce jour n'est pas à beaucoup près toujours le même que celui durant lequel cette crise commence et s'opere effectivement.

353. Le mot crise employé seul, est ordinairement pris en bonne part, et restreint à signifier les crises salutaires.

354. On distingue deux especes de crises salutaires, suivant qu'elles s'operent subitement, ou peu à peu et par degrés.

355. Les premieres sont ordinairement précédées et accompagnées de symptomes alarmants. Ainsi, dans le temps que le malade éprouve les agitations les plus vives, une fievre très-forte, une grande chaleur, un délire frénétique, sa maladie est quelquefois subitement terminée, jugée, comme disoit Hipocrate, par une abondante hémorrhagie du nez.

356. Les crises salutaires de la seconde espece se font ordinairement sans que les symptomes de la maladie paroissent s'aggraver dans le temps qu'elles s'operent. Les évacuations utiles qui sont le produit de telles crises, durent souvent plusieurs jours, pendant lesquels la maladie diminue peu à peu et par degrés, jusqu'à ce quelle soit entiére-

ment terminée. Ainsi la pleurésie , la péripneumonie sont ordinairement terminées par une expectoration louable , facile , abondante , qui , durant
plusieurs jours , soulage par degrés le malade ,
jusqu'à ce qu'il soit entièrement guéri.

357. Pour parler correctement , pour éviter
autant qu'il est en eux toute espece d'équivoque
et de confusion , les Médecins devroient convenir
de conserver le nom de crises proprement dites ,
à celles de la premiere espece , et de se servir ,
comme on a fait quelquefois , du mot *lysis* , ou
solution , pour indiquer les crises salutaires de la
seconde espece.

358. On a presque toujours négligé cette dis-
tinction ; et cette inexactitude a nécessairement
introduit des erreurs et de la confusion dans les
nombreux ouvrages que nous avons sur les crises.

359. Les maladies aiguës sont quelquefois
jugées par une seule évacuation , ou par un seul
dépôt ; souvent aussi deux , trois évacuations
salutaires concourent à terminer ces maladies ,
soit que ces évacuations se fassent en même-
temps , soit qu'elles se succedent les unes aux
autres. Quelquefois aussi un dépôt et une ou
plusieurs évacuations salutaires , concourent en
même-temps pour les terminer.

360. Les crises proprement dites , et celles qui
se font par voie de solution , sont ou complettes ,
ou incomplettes. Les premieres terminent la mala-

die ; les secondes sont seulement suivies , soit d'une trève , soit d'un soulagement , en attendant qu'une nouvelle crise de la première ou de la seconde espece , termine complettement la maladie.

361. Les crises proprement dites sont souvent immédiatement précédées de symptomes alarmants (225). *Hip.* 241.

362. L'absence des symptomes qui démontrent une affection grave , confirmée , irrémédiable de quelque viscere ; et la présence des signes de coction (168. 190. 278. 279. 282. 284.) joints à ceux qui donnent lieu de s'attendre à telle ou telle crise , rassurent dans ces circonstances les Médecins qui se sont fait une étude particuliere de suivre , d'observer les procédés de la nature dans la guérison des maladies aiguës.

363. On connoît des signes qui donnent lieu de s'attendre à une hémorrhagie du nez (223) , à un vomissement (152) , à des déjections (169) , à des sueurs critiques (211).

364. Nous n'en connoissons pas qui annoncent d'une maniere probable , que la maladie va se terminer par des urines critiques.

365. Si l'on en excepte les premiers vestiges de ces tumeurs naissantes , nous ne connoissons pas non plus de signes qui annoncent d'une maniere positive et probable , la prochaine éruption d'un charbon , d'une parotide , d'une érésipelle , d'un bubon.

366. Nous ne pouvons pas même prévoir avec aucune apparence de certitude, si ces tumeurs seront symptomatiques ou critiques ; c'est du moins à mon avis, le seul événement qui le décide, sur-tout pour ce qui concerne les bubons, les charbons, les parotides. Car l'éruption de l'érésipelle est ordinairement avantageuse, souvent même complettement critique.

367. Il y a des maladies aiguës auxquelles les crises proprement dites (255) sont plus familieres qu'à d'autres. Il y en a auxquelles elles sont étrangeres.

368. Ces crises s'observent particuliérement dans les fievres pestilentielles.

369. Et dans les fievres malignes dont la marche est rapide, dans les fievres continuës d'un caractere inflammatoire.

370. Le cholera-morbus est, pour ainsi dire, une maladie toute critique, et dans laquelle la crise commence en même temps que la maladie.

371. La nature termine ordinairement les fievres malignes dont la marche est lente, par voie de solution. Les fievres malignes dont la marche est rapide, les fievres continuës d'un caractere inflammatoire, se terminent aussi très-souvent de la même maniere.

372. Les fievres continuës simples se terminent
par

par voie de solution (*a*). On peut en dire autant du rhumatisme aigu.

373. Sur trente pleurésies ou péripneumonies, à peine en trouvera-t-on une qui soit subitement terminée par la sueur (209, 210) par une hémorrhagie du nez. Les autres se terminent par voie de solution, au moyen d'une expectoration louable, d'urines, de déjections, de moiteurs critiques.

374. Pour guérir cette espece de fievres continuës aiguës qui, dans le fait, ne sont que des fievres tierces intermittentes que leurs accès doublés prolongés font paroître sous le type de continues : pour guérir, dis-je, ces sortes de fievres, le procédé ordinaire de la nature est de les faire dégénérer en tierces intermittentes.

375. Celui qui dans une fievre intermittente maligne, négligeant l'usage du kinkina, s'attendroit à la voir se terminer par une crise, soit proprement dite, soit par voie de solution : celui-là, dis-je, seroit évidemment téméraire, et dépourvu de toute connoissance de cette maladie.

376. La nature guérit la petite vérole par une suite de crises qui se succédent. Après avoir opéré la première de ces crises qui est l'éruption, elle semble, pour ainsi dire, se reposer. Ensuite vient la suppuration, à laquelle se joint, lorsque la petite

---

(*a*) Voyez mes Mémoires sur les Fievres aiguës.

F.

vérole est confluente , celle qui se fait par l'enflure successive du visage , des mains et des pieds ;
et celle de la salivation chez les adultes. Aucune
de ces crises n'appartient aux crises proprement
dites , qui terminent subitement la maladie.

377. La nature ne montre pas moins de variété
dans les solutions spontanées des maladies épidémiques , que dans leur marche , dans les symptomes qu'elles développent , et dans leur durée.

378. Lorsque l'hémorrhagie du nez termine
une maladie aiguë , c'est par une véritable crise.
Cette espece de crise appartient seulement à la
jeunesse ; elle est plus familiere aux fievres
aiguës d'un caractere inflammatoire , qu'aux
fievres malignes dans lesquelles le pouls est ordinairement petit , mol , foïble.

379. Le vomissement critique (157), les
parotides , les bubons , les charbons critiques
(234, 235, 241), l'érésipelle critique (253,
257) terminent aussi les maladies aiguës par des
crises proprement dites (354, 355).

380. La crise par éruption, soit de charbon ,
soit de parotides ou de bubons critiques, est particuliere aux fievres pestilentielles et malignes.

381. La sueur (209, 210) termine les maladies
aiguës par une véritable crise. Une sueur douce ,
une moiteur long-temps soutenue , les termine
par voie de solution.

382. L'expectoration louable , les urines , les

déjections critiques, le gonflement critique du visage, ont coutume de les terminer par la même voie.

383. La pratique de Sydenham , adoptée avec juste raison, paroît rendre les crises par hémorrhagie du nez, moins fréquentes aujourd'hui qu'elles ne l'étoient dans le système de pratique des anciens.

384. L'usage prudent des laxatifs à la fin des maladies aiguës , paroît souvent prévenir la nature qui se disposoit à les terminer par le cours de ventre. Les laxatifs ne font alors que décider l'évacuation des matieres qui, par le travail critique de la nature , avoient été déposées dans les premieres voies.

385. L'art paroît aussi, dans certains cas, favoriser et même déterminer la crise par la sueur * 28.

386. L'expérience démontre que le travail de la nature pour terminer certaines maladies par l'expectoration , peut être secondé à un certain point, ou rallenti , suspendu, arrêté, au désavantage du malade , par un usage plus ou moins habile de la saignée et des autres moyens que nous pouvons employer dans le traitement de ces maladies.

387. Tous ces faits particuliers (359 *et suiv.*) doivent être présents à l'esprit du Médecin, soit qu'il visite les malades , soit qu'il médite ou qu'il écrive sur les crises. Négligeant ces détails , nous continuerons d'appliquer vaguement aux maladies

aiguës des observations qui ne conviennent qu'à un petit nombre d'entr'elles ; nous continuerons d'avancer, en parlant de leurs solutions spontanées en général, des propositions qui ne sont vraies qu'autant qu'on les énonce en particulier de telle ou telle de ces solutions ; nous continuerons enfin de meubler la tête des jeunes Médecins de demi-connoissances et de préjugés, et de les exposer à prendre les idées les plus fausses des solutions spontanées qu'ils peuvent attendre du bienfait de la nature, dans telle ou telle maladie aiguë.

388. Dans le nombre des jours que peut durer la maladie aiguë la plus longue, il n'y en a pas un seul qui ne termine plus ou moins souvent telle ou telle maladie aiguë, soit en bien, soit en mal. Ainsi tous les jours sont critiques, soit qu'on prenne cette expression dans le sens étendu (347), soit qu'on la prenne en bonne part (353), comme on le fait ordinairement.

389. Mais si quelques-uns de ces jours sont, pour ainsi dire, privilégiés pour la fréquence et la solidité des crises qu'on y observe, ils méritent sans doute d'être remarqués, et d'être nommés par excellence, jours critiques.

390. La doctrine d'Hipocrate sur cet objet n'est pas tout-à-fait constante et uniforme. Si l'on compare ensemble différents endroits de ses ouvrages, on le trouve en contradiction avec lui-même. Dans ses aphorismes, par exemple, sect.

IV. §. 36, il met au nombre des jours critiques le troisieme, le cinquieme et le neuvieme, jours qu'il exclut de ce rang dans un autre endroit de ses aphorismes, ainsi que dans le livre des pronostics, et dans celui des jours critiques, où il nomme seulement le quatrieme, le septieme, le onzieme, le quatorzieme, &c. *Hip.* 242 *et suiv.*

391. Galien paroît avoir fixé l'opinion de presque tous les Médecins sur la doctrine d'Hipocrate. Selon lui ce pere de la Médecine pensoit que le quatrieme, le septieme, le onzieme, le quatorzieme, le dix-septieme, le vingtieme jour, sont les jours critiques favorables, auxquels on peut ajouter le vingt-quatrieme, le vingt-septieme, le trentieme, le trente-quatrieme et le quarantieme.

392. Selon ce même Auteur le septieme est le plus remarquable, le plus puissant des jours critiques, par la fréquence et la solidité des crises qu'il procure.

393. Il décrie le sixieme qu'il appelle le tyran des maladies aiguës, à raison de la fréquence de ses crises funestes, et du peu de solidité des crises salutaires qui peuvent avoir lieu ce jour-là.

394. Le quatrieme est en même-temps un jour critique et un jour indicateur. Les signes de coction paroissant le quatrieme jour, ils annoncent une crise salutaire pour le septieme. Celui-ci est dans le même sens indicateur, relativement au

onzieme jour , qui l'est également par rapport au quatorzieme. *Hip.* 246.

395. Telle est en peu de mots la doctrine de Galien et de ses Disciples , sur les jours critiques : doctrine sur laquelle on nous permettra de faire les réflexions suivantes.

396. A force de se servir des mots , sans se rendre un compte exact et précis des idées qu'on doit y attacher , on est souvent parvenu, sans s'en douter , à recevoir les opinions les plus absurdes. C'est ce qui est arrivé au sujet des jours critiques. Quelques Médecins semblent donner une véritable influence à ces jours sur les maladies aiguës , tandis que , dans le fait , ce sont elles qui, suivant leur marche particuliere , ont une influence marquée sur tels ou tels jours , pour les rendre décisifs ou non décisifs , heureux ou malheureux.

397. Les maladies aiguës différant très-considérablement les unes des autres , à raison de leur marche et de leur durée , les jours qui sont critiques pour une de ces maladies , ne le sont nullement pour un autre. Il seroit tout aussi déplacé, aussi ridicule, de s'occuper du septieme jour, de le respecter comme critique dans un rhumatisme qui doit durer trente jours , souvent beaucoup plus ; qu'il le seroit de considérer , sous le même point de vue, le vingt-quatrieme , le trentieme jour , dans une fievre pestilentielle qu'un petit nombre de jours doit terminer.

398. On ne doit donc pas chercher vaguement à déterminer quels sont les jours critiques des maladies aiguës en général , ces maladies n'ayant aucun rapport commun à cet égard.

399. Mais il seroit intéressant de constater par l'observation , le cours , la période ordinaire de chacune de ces maladies , et de constater de même , si telle ou telle maladie aiguë a , pour ainsi dire , des jours privilégiés pour ses terminaisons tant heureuses que funestes.

400. De telles observations peuvent seules éclaircir la question tant agitée des jours critiques. Tant qu'on ne la réduira pas à ces termes ; tant qu'on continuera de s'occuper vaguement des jours critiques , comme communs aux différentes especes de maladies aiguës : ce sera , pour ainsi dire , convenir tacitement d'abandonner cette partie importante de l'histoire de ces maladies , à l'obscurité & à des contestations interminables.

401. Dans cette espece de fievre éruptive qui produit l'érésipelle de la face , le second , le troisieme jour sont souvent critiques , par l'éruption de l'érésipelle qui fait alors cesser entiérement la fievre et les symptomes , quelquefois alarmants , qui l'accompagnoient.

402. Le premier jour est critique pour le cholera-morbus.

403. Les crises heureuses ou funestes qui terminent la peste , ne paroissent point affecter de

jours marqués. Elles se déclarent le premier, le second, le troisieme, le quatrieme jour de la maladie. Elles se déclarent plus tard, mais sans affecter de jours de préférence, lorsque sa marche n'est pas rapide (*a*).

404. Hipocrate a dit (*b*), et l'expérience paroît confirmer ce qu'il avance, que dans les fievres tierces remittentes, les jours de crise, bonne ou mauvaise, sont fixés par ceux des redou-blements. De sorte que si les redoublements d'une simple tierce remittente, ou les grands redoublements d'une double tierce, tombent dans les jours pairs, la crise, bonne ou mauvaise, doit se faire un jour pair, *et vice versâ.*

405. Pour porter un juste Pronostic de ces sortes de fievres, je pense qu'il est bien autre-ment important de considérer attentivement le caractere de la maladie, les qualités des évacua-tions, les signes d'intégrité ou d'affection plus ou moins graves des visceres. Je pense, dis-je, qu'il est bien autrement important de régler son pro-nostic sur de semblables considérations, que de l'établir sur le type particulier d'une telle fievre, qui fait que les redoublements tombent dans les jours pairs ou impairs.

406. Dans les inflammations de poitrine qui se

(*a*) Voyez les observations de Diemerbroeck, & celles des Médecins qui furent envoyés à la peste de Marseille.
(*b*) Epidém. livre 1.

terminent heureusement par expectoration, les crachàts se cuisant et s'évacuant peu-à-peu, et par degrés, durant un certain nombre de jours ; dans de telles maladies, dis-je, il seroit bien difficile d'assigner le jour critique, puisque la crise ou solution spontanée, s'opere évidemment durant plusieurs jours.

407. On peut en dire autant de toutes les maladies aiguës qui se terminent par voie de solution. Si le onzieme ou le douzieme jour d'une maladie aiguë, on voit paroître une douce moiteur, ou des urines sédimenteuses qui, durant, deux ou trois jours, fassent décliner évidemment et terminent enfin la maladie : quel jour indiquera-t-on pour avoir été le jour critique ? Sera-ce celui auquel a commencé cette espece de crise, ou celui auquel la maladie s'est terminée ?

408. Dans une infinité de cas, on ne seroit pas moins embarrassé pour assigner le jour de crise funeste, dans les maladies aiguës qui se terminent par la mort. Assignera-t-on pour ce jour, celui même de la mort ? Mais nous avons fait voir (350, 351) que très-ordinairement cette crise ayant commencé un, deux, trois jours auparavant, elle ne fait que s'achever, se consommer le jour de la mort.

409. La peste qui marche si rapidement, n'a sans doute, eu égard aux jours critiques, rien de commun avec cette espece de fievre maligne spo-

radique , qui est particuliere aux jeunes gens, qui se termine rarement avant le trentieme jour , et s'étend souvent au quarantieme, au cinquantieme et au delà , lorsqu'elle se termine heureusement.

410. Ces deux maladies ont cependant aux yeux d'un observateur attentif , des points d'analogie très-marqués. Elles sont du même genre, et l'intervalle qui les sépare , est rempli par des fievres qui se rapprochent plus ou moins de l'une ou de l'autre par des nuances multipliées , et qui ont chacune leur période particuliere.

411. Ainsi, quand même on supposeroit que le quatrieme, le septieme jour fussent effectivement des jours critiques dans la peste, il ne s'ensuivroit pas pour cela que ces jours dussent être plus remarqués que tout autre, dans les autres especes de fievres qui , quoique du même genre, ont cependant une marche, une période différente.

412. Ainsi il est évident qu'on s'est nourri longtemps d'une opinion très-absurde, lorsqu'on a tenu pour principe général , « que dans les maladies » aiguës , les jours critiques tels que le quatrieme » et le septieme , le onzieme , le quatorzieme, » doivent être respectés, comme destinés particu- » liérement aux opérations critiques de la nature ; » que ces jours-là, il seroit imprudent de la trou- » bler par des remedes qu'on doit réserver pour » les jours vuides ou intercalaires. »

413. Mais, répondra-t-on, abandonnant l'idée

des jours critiques comme communs aux maladies aiguës considérées en général , il s'agit seulement de sçavoir si celles dont la marche est rapide se terminent principalement le quatrieme et le septieme par des crises heureuses : si celles qui viennent ensuite se terminent le onzieme , le quatorzieme : si celles dont la marche est encore moins rapide , affectent de se terminer le dix-septieme , le vingtieme.

414. Pressé par cette question , et m'appuyant sur les réflexions (397 *et suiv.*), sur mon expérience particuliere , et sur les nombreuses histoires de maladies aiguës qu'on trouve dans nos Auteurs, je répons que je ne vois pas que la nature affecte aucune sorte de constance à terminer heureusement ces maladies aux jours qu'on a nommés critiques. Que ce seroit une erreur imprudente que d'en fixer le pronostic , d'en diriger le traitement relativement à la considération de ces jours ; que pour se régler sur ces deux objets, on doit, sans faire attention aux jours de la maladie , se fonder uniquement sur les signes qui la caractérisent, sur ceux qui indiquent sa marche plus ou moins rapide, sur ceux qui annoncent l'intégrité ou une affection plus ou moins grave des visceres, sur les signes de crudité ou de coction , sur ceux qui indiquent l'état des forces, sur ceux qui caractérisent les évacuations, les dépôts salutaires, critiques ou symptomatiques, qui se font ou qui sont

prêts à se faire; en un mot, sur l'ensemble de tous les signes qui sont exposés dans ce traité. * 29.

415. Les observations d'Hipocrate fournissent un si grand nombre d'exemples d'événements contraires à la doctrine des jours critiques, que fondés sur elles seules, nous serions suffisamment autorisés à embrasser le sentiment qu'on vient de proposer. *Voyez la * 29, et Prosper Alpin de Presag. lib. VI, cap. IV.*

416. J'ose encore me flatter de partager cette maniere de penser avec un nombre considérable des meilleurs Médecins actuels de l'Europe. Je n'en nommerai qu'un seul, le célebre Chevalier Pringle, qui, rejettant la doctrine des jours critiques, est fidele néanmoins à observer dans l'occasion la durée ordinaire, la période particuliere de telle ou telle fievre, et la maniere dont elle a coutume de se terminer (a). La liberté philosophique qui s'est introduite dans la Médecine, comme dans les autres branches de la science naturelle, paroît nous avoir enfin guéri de ce respect aveugle et pour ainsi dire fanatique qu'avoient nos prédécesseurs pour Hipocrate et pour Galien. Mettant à profit et admirant les excellentes observations qu'ils ont puisées dans la nature, nous osons, nous devons discuter leurs opinions, et les

_____

(a) On the diseases of the army. 7e. édit. 8°. p. 140, 297. 315.

rejetter lorsqu'elles nous paroissent contredites par l'expérience.

QUATRIEME SECTION.

417. LEs signes que nous avons décrit dans les trois premieres parties de cet ouvrage, ont la même signification pronostique dans la pleurésie, dans la péripneumonie, que dans les autres fievres aiguës.

418. Ces deux maladies ont encore un grand nombre d'autres signes qui leur sont particuliers, et qu'il est important de bien connoître, pour porter un jugement solide sur ce qu'on doit craindre ou espérer de leur issue.

419. Etrangeres à l'enfance, elles y sont aussi plus dangereuses que dans l'adolescence ou dans l'âge mûr.

420. Elles mettent les hommes forts et vigoureux, ceux qui sont addonnés au vin, dans un plus grand danger que les autres sujets. *Hip.* 249.

421. Elles sont encore plus dangereuses pour les Asthmatiques.

422. Dans la pleurésie il est avantageux et de bon augure, que la douleur occupe l'un ou l'autre côté, qu'elle soit supportable, qu'elle ne gêne pas beaucoup la respiration.

423. Une forte douleur de côté, caractérise une pleurésie grave et dangereuse.

424. Mais si cette douleur est portée au point de rendre la respiration excessivement courte, d'arracher des plaintes , des cris à un homme qui ait quelque fermeté : le pronostic d'une telle pleurésie ne peut qu'être très-fâcheux ; il devient encore plus funeste , si la saignée quoique réitérée n'y apporte aucun soulagement.

425. Les douleurs pleurétiques , supérieures , *Hip.* 254. dorsales , médiastines , sont beaucoup plus fâcheuses que celles qui sont latérales , moyennes ou inférieures.

426. Si la douleur pleurétique est variable tant pour le siege qu'elle occupe que pour le degré de sa violence, étant quelquefois très-vive, disparoissant, ou se faisant à peine sentir dans d'autres momens : on doit soupçonner que le malade a dans l'estomac , ou dans les intestins, des vers dont les piqûres causent souvent de telles douleurs.

427. Si les crachats sont teints de sang : si le malade a dans quelque région de la poitrine une douleur qui, quoiqu'obscurcie de temps en temps par une douleur plus vive , reparoisse cependant lorsque celle-ci est passée , la maladie est une pleurésie compliquée de vers.

428. Dans des circonstances opposées à celles que nous venons de marquer, on doit croire que sans qu'il y ait véritablement pleurésie, la douleur

(95)

(426) est uniquement produite par des vers, et ce
second cas est moins dangereux que le premier.

429. Le caractere connu des maladies régnan-
tes, d'une constitution épidémique, et les signes
(40, 41) aident encore à distinguer ces deux cas
(427 , 428).

430. Un point de côté vraiment et uniquement
pleurétique, peut aussi changer de place, soit par
métastase de l'inflammation, soit par une simple
extension de la maladie; la douleur de la partie
nouvellement affectée, obscurcissant par sa violence, la douleur de celle qui avoit été affectée
la premiere. *Hip.* 252.

431. Dans ce cas qui est plein de danger, la
nouvelle douleur est fixe et constante, et ne présente pas les mêmes vicissitudes que dans les cas
(427 , 428).

432. Si la douleur de côté et la gêne de la respiration disparoissent pour faire place à un délire
phrénétique, on a tout à craindre que la maladie
ne se termine par la mort * 30. *Hip.* 251. 273.

433. Si la douleur pleurétique et la fievre doivent être fortes, il vaut mieux que ce soit au commencement de la maladie ; mais si modérées, ou
même à peine sensibles au commencement, elles
deviennent très-vives vers le sixieme jour : cette
marche particuliere de la maladie, en rend le pronostic très-fâcheux. *Hip.* 253.

434. S'il arrive qu'un point de côté très-vif cesse

brusquement , et sans que ce soulagement puisse être attribué à une sueur , à une hémorrhagie , ou à toute autre évacuation ou dépôt critique : s'il arrive en même temps que les autres symptomes qui accabloient auparavant le malade, s'aggravent, loin de diminuer; qu'il devienne excessivement foible, qu'il ait des sueurs froides , les extrêmités froides, le pouls très mauvais , une extrême altération dans les traits de la physionomie : à de tels signes on reconnoît avec certitude que sa mort est prochaine.

435. Dans la pleurésie et dans la péripneumonie , le plus ou moins de difficulté de respirer, répond assez ordinairement au degré de violence de la maladie.

436. Il est donc avantageux que la respiration ne soit pas fort gênée, ni précipitée ; qu'elle ait de l'étendue, que le malade ne souffre pas davantage de l'oppression et de la toux couché sur l'un ou l'autre côté , que lorsqu'il est couché sur le dos ; qu'il se tienne couché à plat , si telle est son habitude en état de santé.

437. Mais le pronostic de ces maladies est en général d'autant plus fâcheux , que la respiration est plus courte, plus gênée , plus laborieuse.

438. Les différents degrés de gêne dans la respiration ne peuvent se définir. Le long usage donne seul au Médecin le coup d'œil qui sert à les reconnoître et à les apprécier dans le pronostic.

439.

439. Si couché sur l'un des deux côtés, le malade est beaucoup plus fatigué par la toux et par l'oppression, que lórsqu'il est couché sur l'autre : on ne doit pas se presser d'en conclure qu'il y ait abscès dans un des lobes du poumon (484.).

440. Ce symptome (439) paroissant au commencement d'une pleurésie, ou d'une péripneumonie, annonce seulement que l'inflammation n'affecte qu'un des deux lobes du poumon, ou du moins qu'un de ces lobes en est plus affecté que l'autre.

441. Si dans le cours d'une pleurésie, d'une péripneumonie, le malade est brusquement saisi d'une telle difficulté de respirer, qu'elle l'oblige de se tenir assis sur son lit, et que même dans cette situation sa respiration soit encore laborieuse : un tel symptome, non précédé des signes de l'abscès (474 *et suiv.*), donne lieu de présumer qu'il s'est fait un épanchement de sérosité dans la cavité de la poitrine. Il annonce une mort prochaine * 31. *Hip.* 255.

442. Si le sang tiré par la saignée paroît coëneux, comme on l'observe ordinairement dans ces maladies : il est avantageux et de bon augure que cette coëne ne soit pas fort épaisse, & qu'après un temps convenable, il se sépare du caillot une quantité suffisante de sérosité.

443. Mais si la coëne occupe presque toute l'épaisseur du caillot : si elle a la transparence d'une gelée, si sa surface paroît parsemée de

G

cellules livides : si long-temps après la saignée il ne s'en sépare aucune sérosité : ces qualités du sang tiré par la saignée, annoncent une mort prochaine ; et ce signe est accompagné et suivi des symptomes les plus funestes * 32.

444. Le pouls souple et développé est en général de très-bon augure dans les maladies aiguës, dans les inflammations de poitrine. Il annonce de plus et accompagne l'expectoration salutaire, qui termine ordinairement ces maladies.

445. Si les symptomes devenant de jour en jour plus graves, de fort qu'il étoit, le pouls devient vuide (5) ou petit, mol, foible, inégal : ce changement dans le caractere du pouls, est formidable. Il est ordinairement accompagné des symptomes les plus funestes. *Voyez le* (3).

446. La dureté du pouls n'est point essentielle à la pleurésie. Ce symptome doit être mis au nombre des signes pronostics de cette maladie. * 33.

447. Ce symptome est défavorable, sur-tout s'il persiste avec une certaine constance.

448. Tant que le pouls demeure évidemment dur, on ne doit pas s'attendre à voir encore paroître une expectoration salutaire et décisive.

449. Les autres symptomes n'annonçant pas la mort, si le pouls se conserve dur jusques vers le onzieme jour, on peut avec juste raison soupçonner que la maladie prendra la tournure de la suppuration et de l'abscès.

450. Les inflammations de poitrine dans lesquelles le pouls est, dès les premiers jours, très-fréquent, petit, mol, foible, souvent même inégal, participent d'un caractere des fievres malignes (2). Elles sont beaucoup plus dangereuses ; la saignée y est souvent pernicieuse, loin d'être utile. Elles prennent plus souvent la tournure de la gangrene, que les pleurésies, les péripneumonies qui sont purement inflammatoires.

451. Un des signes les plus favorables qui puissent survenir en pareil cas, c'est que perdant de sa fréquence, le pouls reprenne de l'étendue, de la force et de l'égalité.

452. La pleurésie et la péripneumonie ayant coutume de se terminer heureusement par le moyen d'une expectoration louable et copieuse, il est nécessaire, pour bien juger ces maladies, de connoître les différentes qualités des crachats et les pronostics qu'on en doit tirer.

453. Les pleurésies, les péripneumonies séches, c'est-à-dire, dans lesquelles l'expectoration manque absolument, sont extrémement dangereuses. *Hip.* 256. Si les symptomes qui s'y développent n'annoncent pas la mort, on a encore lieu de craindre qu'elles ne prennent la tournure de la suppuration, et qu'elles ne dégénerent en abscès.

454. Si les crachats n'ont ni couleur, ni consistence ; s'ils sont purement aqueux, écumeux, semblables à de la salive battue : ils ne procurent

aucun soulagement : on ne peut qu'en porter le pronostic fâcheux (453), *Hip.* 261.

455. Il faut être bien étranger à la pratique de la Médecine, pour s'allarmer des crachats teints de sang que peut rendre un malade au commencement d'une pleurésie, ou d'une péripneumonie.

456. Il est au contraire avantageux que dès les premiers jours, l'expectoration s'établisse de cette maniere (455) *Hip.* 265, 267 : qu'à cette époque de la maladie, les crachats sortent sans beaucoup de peine et d'efforts ; qu'ils soient formés du mélange d'une humeur un peu plus épaisse, plus visqueuse que la salive, et d'un peu de sang qui y soit bien mêlé et comme fondu ; que du quatrieme au septieme et huitieme jour, le sang disparoisse peu-à-peu des crachats ; que ceux-ci s'épaississent par degrés, jusqu'à ce qu'ils deviennent parfaitement cuits, c'est-à-dire que chaque fois que le malade tousse, et par un seul effort d'une toux grasse, il se détache un gros crachat, d'une consistence épaisse, uniforme et d'un blanc sale tirant plus ou moins sur le jaune ou sur le roux.

457. Le soulagement qu'elle procure, est l'indice le plus certain d'une expectoration salutaire. *Hip.* 271.

458. Lorsque ce n'est que par des efforts réitérés d'une toux presque séche, que le malade parvient à arracher pour ainsi dire un crachat petit, et qui ne soulage pas : ce signe est défavorable ;

il annonce au moins que la maladie est encore loin d'être en voie de guérison.

459. Mais si le malade paroissant avoir la poitrine pleine de crachats, ses fréquents efforts pour la dégager sont inutiles : si après avoir toussé, craché, sa respiration fait encore entendre le gargouillement des crachats qui sont arrêtés dans les bronches : ce symptome est d'un augure très-fâcheux. S'il persévere, il doit faire craindre que le râle ne s'établisse, et que le malade ne succombe promptement. *Hip.* 264.

460. Le crachat purement sanglant annonce au commencement une pleurésie, une péripneumonie grave et dangereuse. *Hip.* 268. S'il paroît tel dans l'état de la maladie, il est d'un présage encore plus fâcheux.

461. Le crachat bilieux, c'est-à-dire jaune, transparent, luisant, est de mauvais augure. *Hip.* 260.

462. Celui qui est bilieux, d'un verd porracé, annonce encore un plus grand danger. *Hip.* 262.

463. Le crachat brun, livide, celui qui est noir, fétide, annoncent une mort presque assurée. *Hip.* 263.

464. S'il arrive dans le cours d'une pleurésie, d'une péripneumonie, qu'une expectoration purulente s'établisse peu-à peu et par degrés ; on doit l'attribuer à une ulcération superficielle de quelque partie de la membrane qui tapisse les bronches.

465. Une telle expectoration purulente (464) n'est pas fort abondante, tandis que celle qui est produite par la rupture d'un abſcès (500, 501) ſurvient bruſquement, et est très abondante au commencement.

466. L'expectoration (464) survient principalement dans les cas (453, 454, 458, 461). Les pleurésies, les péripneumonies qui débutent par un vomissement fort et opiniâtre, me paroissent encore sujettes à présenter dans leurs cours une telle expectoration * 34. On ne doit nullement s'y attendre dans les cas (455, 456, 457).

467. Le pronostic dans ce cas (464, 465) ne doit point s'appuyer sur la qualité puruſente de l' xpectoration, mais sur l'ensemble de tous les autres signes que présente la maladie.

468. Si cette expectoration se fait avec facilité; si elle soulage et paroît visiblement adoucir les symptomes, on est fondé à promettre une prompte et heureuse terminaison de la maladie.

469. Si dès le commencement d'une péripneumonie, avec une grande difficulté de respirer, une espece de bouillonnement dans la poitrine, une fievre forte, le pouls très-souple, une moiteur considérable et continuelle, le malade expectore abondamment une matiere de qualité purulente: quelqu'allarmans que soient ces symptomes, on ne doit pas aisément désespérer de la guérison. L'expérience paroît prouver que ces

sortes de péripneumonies ne sont pas ordinairement mortelles. *Hip.* 272.

470. Si au milieu des symptomes les plus graves, il survient un frisson qui soit immédiatement
suivi d'une sueur très-copieuse, universelle, et
qui soulage évidemment le malade : cette sueur
est salutaire. Elle termine la maladie par une
crise proprement dite (210, 354, 355).

471. Une moiteur soutenue et qui soulage ; des
déjections salutaires (172), des urines sédimenteuses critiques (195), en annoncent la prochaine et heureuse terminaison.

472. S'il arrive dans le cours d'une pleurésie
que tous les symptomes de cette maladie cessant
brusquement, ils soient remplacés par une rétention d'urine : cette nouvelle maladie peut servir
de crise à la premiere ; crise très-rare, à la vérité,
mais observée.

473. Losqu'une inflammation de poitrine parvient au quatorzieme jour, sans que la maladie
paroisse en voie de guérison, soit par défaut d'une
expectoration louable ou d'autre évacuation salutaire, soit par le peu de succès des moyens que
fournit la Médecine : si les symptomes que présente la maladie ne sont pas mortels, on a lieu
de croire qu'elle dégénérera en abscès, supposé
qu'il ne soit pas déjà formé. *Hip.* 274, 275.

474. Si la fievre change de caractere ; si prenant celui d'une fievre de suppuration, elle de-

vient remittente , chacun de ses redoublements commençant par un frisson , on ne peut presque plus douter que la maladie n'ait pris décidemment la tournure de la suppuration et de l'abscès. *Hip.* 276, 277, 278 , 279.

475. La régularité ou l'irrégularité de la période de ces redoublements ne change rien à ce diagnostic (471) * 35.

476. Les frissons par lesquels débutent les redoublements des fievres de suppuration , sont ordinairement beaucoup plus forts au commencement, que lorsqu'elles ont duré un certain temps.

477. La violence de ces frissons , la régularité de leur période en imposent quelquefois aux Médecins peu instruits, peu attentifs, et leur font prendre ces fievres de suppuration pour de simples fievres remittentes , ou intermittentes.

478. Les signes diagnostics de l'abscès (473 , 474) sont confirmés par les suivants.

479. Dès que le malade se livre au sommeil , soit le jour ou la nuit, il tombe dans des sueurs abondantes , et qui loin de le soulager l'affoiblissent. *Hip.* 280 , 282.

480. Si l'abscès succéde à une pleurésie , la douleur conservant son même siége , elle change de caractere , d'aiguë, de pongitive , elle devient gravative. *Hip.* 276 , 281.

481. La toux persiste ; mais elle est inutile. Elle .

est sèche. Elle ne produit que des crachats semblables à de la salive. *Hip.* 282.

482. Quelquefois la toux porte aux narines du malade une odeur infecte. Cette odeur est même quelquefois sensible pour les assistants.

483. Et ce symptome, lorsqu'il a lieu, aggrave le pronostic de l'abscès déjà fâcheux par lui-même.

484. La toux, l'oppression, la douleur gravative, fatiguent plus le malade couché sur un côté que sur l'autre. *Hip.* 281.

485. Le siege de l'abscès est ordinairement, mais non toujours, dans le côté opposé à celui sur lequel le malade étant couché, il souffre davantage.

486. Le sang (supposé que la situation du malade exige une saignée) se trouve coëneux.

487. Les enflures aux pieds, *Hip.* 282, aux mains, aux paupieres ; le cours de ventre simple ou dysentérique, *Hip.* 280, 283 ; l'inégalité, l'intermittence du pouls, sont encore des symptomes familiers aux abscès de poitrine.

488. Si avec les signes que nous venons de rapporter (473 *et suiv.*) il survient un battement incommode et manifeste dans quelque partie de la poitrine, on ne doit pas se persuader aisément qu'il soit anévrismal.

489. L'abscès du poumon, situé de maniere à recevoir l'impression des mouvemens du cœur, ou des gros vaisseaux artériels, produit quelquefois cette fausse apparence d'anévrisme * 36.

490. Si aux signes de l'abscès de poitrine se joignent des symptomes formidables, tels qu'une oppression forte, une toux très-violente, un pouls mauvais, une fievre vive, une grande altération dans les traits de la physionomie, etc. on doit craindre que le malade n'y succombe promptement et avant que la nature ait trouvé une issue à la matiere contenue dans l'abscès. *Hip.* 287.

491. Si les symptomes qui l'accompagnent sont modérés; si la respiration n'est pas génée : si la douleur est peu considérable, ainsi que la toux : si la fievre est modérée; si les urines, les déjections sont naturelles; si le malade a du repos dans la nuit : le pronostic sera plus favorable. *Hip.* 286. On pourra annoncer que le danger est différé jusqu'au temps de la rupture de l'abscès.

492. Mais on doit faire connoître aux assistants, qu'à cette époque, le malade est exposé à périr brusquement, soit que l'abscès se vuidant dans la cavité de la poitrine, il occasionne une syncope mortelle : soit que le pus versé dans les bronches, les inonde en un instant, et au point de le suffoquer.

493. On ne peut fixer avec aucune apparence de précision, le temps qui doit s'écouler depuis la formation de l'abscès, jusqu'à l'époque à laquelle il doit s'ouvrir.

494. Plus la marche de la maladie paroît vive, plus la toux et l'oppression sont fortes, ainsi que

la fievre et la chaleur à l habitude du corps : plus on est en droit de croire que l'abscès s'ouvrira promptement. *Hip*. 289.

495. Il est rare qu'un abscès de poitrine s'ouvre plutôt que douze ou quinze jours après qu'on a observé des signes évidents de sa formation. Il est rare qu'il s'ouvre plus de trente jours après la même époque. *Hip*. 288, 289.

496. La fievre, la toux, l'oppression augmentent quelquefois, mais non toujours, peu de temps avant la rupture de l'abscès, et donnent lieu de prévoir qu'elle se fera incessamment. *Hip*. 290.

497. Si la toux augmentée produit des crachats teints de sang, ou les exhalaisons (482), on peut prédire avec une sorte de certitude, que la rupture de l'abscès est prête à se faire, et qu'il versera le pus dans les bronches.

498. S'il arrive à un malade qui ait tous les signes d'un abscès de poitrine, de rendre des urines qui déposent un sédiment copieux et purulent, ou d'être saisi d'un cours de ventre, et que l'une ou l'autre de ces évacuations fasse disparoître la fievre et tous les autres signes de l'abscès : on doit croire que par un effort salutaire de la nature, le pus absorbé, et porté dans les voies de la circulation, a été évacué par l'une ou l'autre de ces évacuations.

499. Cette terminaison de l'abscès de poitrine est la plus heureuse, mais elle est bien rare.

500. Si l'abscès creve du côté des bronches, il est avantageux que cet événement ait lieu, le malade étant éveillé, afin qu'il courre un moindre risque d'en être suffoqué.

501. Dans ce cas on doit très-bien augurer de l'issue de la maladie, si au commencement l'expectoration purulente est facile, copieuse, et de bonne qualité ; si cette expectoration fait bientôt cesser la fievre, et si après avoir été abondante pendant quelques jours, on la voit diminuer ensuite peu à peu et par degrés. *Hip.* 291.

502. Dans des circonstances contraires à celles qu'on vient de rapporter, on doit s'attendre à voir périr le malade de la consomption. Le pronostic sera douteux, si l'état du malade paroît présenter en même temps de bons et de mauvais signes. *Hip.* 292, 293, 295, 296.

503. L'abscès étant encore fermé, s'il survient une tumeur dans quelque partie extérieure de la poitrine, on doit croire que l'abscès fait des progrès vers cette partie, et qu'il s'y manifestera par la fluctuation, soit que cette tumeur soit rouge, ou qu'elle soit blanche et pâteuse.

504. Si sur ces entrefaites il survient une abondante expectoration de matiere purulente, elle fait disparoître la tumeur, l'abscès s'étant ouvert dans les bronches.

505. Si au contraire cette tumeur parvient au point de présenter une fluctuation manifeste, il

convient de l'ouvrir ; et si cette opération donne issue à un pus de bonne qualité, si elle fait bientôt cesser la fievre et la toux , si l'appétit et le sommeil se rétablissent , on a lieu de bien espérer. *Hip.* 298.

506. Cet abscès étant ouvert , si le pus qui en sort est sanieux, fétide, de mauvaise couleur ; s'il persiste dans ces mauvaises qualités ; si la fievre lente persévere : on doit croire que le malade périra de la consomption.

507. Lorsque l'abscès , soit du poumon, soit de la plevre , creve, et verse le pus dans la cavité de la poitrine , le malade éprouve assez ordinairement une foiblesse , quelquefois une syncope au moment même de la rupture de l'abscès. *Hip.* 297. Ensuite après un soulagement passager , la difficulté de respirer augmente par dégrés, souvent au point de l'obliger de se tenir assis. Il sent un poids incommode en forme de ceinture à la région du diaphragme.

508. Le siege ancien de la douleur , soit pongitive durant le cours de la maladie inflammatoire, soit gravative après que l'abscès a été formé , indique le côté de la poitrine où s'est fait l'épanchement.

509. L'impossibilité de se tenir couché sur le côté opposé sans une grande augmentation de la toux et de l'oppression , confirme ce diagnostic. *Hip.* 301.

510. De même que l'inégalité des deux côtés de la poitrine, celui dans lequel s'est fait l'épanchement paroissant sensiblement plus gros que l'autre. *Hip.* 301.

511. Et cette inégalité des deux côtés devient beaucoup plus sensible, lorsqu'on regarde avec attention la partie postérieure de la poitrine, que si l'on se contente d'en observer la partie antérieure.

512. Ce dernier signe (510) n'a lieu que lorsque l'épanchement est très-considérable.

513. Toutes les ressources du malade sont dans la Chirurgie.

514. L'opération de l'empyeme étant faite, la qualité bonne ou mauvaise du pus, *Hip.* 298, 299, la cessation ou la persévérance de la fievre et des autres symptomes, doivent diriger le pronostic, qui même dans les circonstances les plus favorables, ne doit promettre affirmativement la guérison d'une maladie aussi cruelle, que lorsqu'elle est presqu'entiérement terminée.

515. L'abscès du poumon n'est pas toujours la suite d'une pleurésie ou d'une péripneumonie. Dans certains cas, il est primitif, et fait lui-même toute la maladie.

516. Cet abscès se manifeste quelquefois par une douleur plus ou moins vive à la poitrine, une toux séche et fréquente, difficulté de respirer, impossibilité de se tenir couché sur l'un des deux

(111)

côtés ; enfin par une fievre qui dès le commencement a les caracteres d'une fievre de suppuration
* 37. souvent le pouls est inégal, intermittent.

517. Le pronostic de cette maladie n'est pas
différent de celui de l'abscès qui succede à une
pleurésie ou à une péripneumonie. Il doit se tirer
des (490, 491, 492).

518. L'abscès du poumon se forme quelquefois
sourdement, et parvient à l'époque de sa rupture,
sans avoir donné aucun signe : l'homme qui en est
affecté ne se suspectant pas même malade. C'est
cette espece d'abscès qu'on nomme proprement
vomique purulente.

519. Au moment que la vomique se rompt, le
pus versé dans les bronches, les inonde et les remplit quelquefois, au point de suffoquer le malade,
et de le faire périr au même instant que la maladie se déclare, et se manifeste par un regorge-
ment de matiere purulente.

520. Si plus heureux, et échappant à ce danger,
il expectore abondamment la matiere purulente,
le pronostic (500, 501) convient aux suites de la
vomique, comme à celles de l'abscès qui a succédé
à la pleurésie ou à la péripneumonie.

521. De même que la vomique purulente, la
vomique lymphatique se forme aussi sourdement,
et ne se manifeste qu'au moment de sa rupture.

522. Alors le malade saisi d'une toux continuelle et suffocante, expectore une matiere lymphatique écumeuse, très-abondante, quelquefois une pleine jatte dans l'espace d'une heure.

523. La fievre se joint à ces symptomes, et si elle persévere, on a tout à craindre que l'expectoration purulente ne s'établisse, et que le malade ne meure de la consomption.

524. Il est singuliérement rare; il arrive cependant quelquefois, que dans les premiers efforts (522) le malade rend la vomique lymphatique envelopée de son kiste, et ressemblant à un petit œuf de poule dénué de sa coque, expectorant ensuite en très-grande abondance une matiere lymphatique écumeuse.

525. Ce qui fait voir que ces deux cas (522,524) sont les mêmes, et ne différent qu'en ce que dans le premier, la vomique se creve, et est rendue entiere dans le second.

526. Il est vraisemblable que la vomique lymphatique suffoque quelquefois et fait périr en un instant le malade * 38.

527. L'esquinancie qui, ayant son siege dans le larynx, affecte la voix du malade et la rend grêle, rend sa respiration difficile, laborieuse, est la plus redoutable. Elle fait périr le malade le troisieme, le quatrieme jour, quelquefois même plus promptement. *Hip.* 303.

528. Cette espece d'esquinancie est heureusement

ment

ment fort rare, sur-tout chez les adultes. Les enfants y sont plus sujets.

529. L'esquinancie, qui occupant les amygdales et les parties voisines, affecte seulement la déglutition, fait bien rarement périr le malade, lorsqu'elle est purement inflammatoire.

530. Elle devient cependant dangereuse, lorsqu'elle est portée au point d'intercepter totalement la déglutition.

531. Le crachement fréquent et abondant d'une matiere épaisse, visqueuse, soulage ordinairement, et fait une crise particuliere à cette maladie.

532. Si l'une des amygdales enflammée s'abscede, l'ouverture spontanée ou artificielle d'un tel abscès, et les crachats purulents dissipent bientôt la fievre et les autres symptomes.

533. Si l'inflammation du gosier s'étend aux parties environantes, de maniere à former extérieurement une tumeur dure et considérable, qui embrasse dans son étendue une des parotides, les glandes et les muscles submaxillaires du même côté ; si cette tumeur suppure, le malade court quelque risque d'être suffoqué par la rupture interne et subite de l'abscès.

534. Quoique l'esquinancie n'affecte que la déglutition : si néanmoins, dès le commencement de cette maladie, les forces sont excessivement abattues, le pouls très-fréquent, petit, mol, foible, inégal ; à ces signes on reconnoît l'esqui-

nancie gangréneuse ou maligne, maladie pleine de danger.

535. Les eschares qui se forment bientôt dans les parties du fond de la bouche qui sont tuméfiées, et l'haleine infecte du malade, confirment ce diagnostic.

536. S'il arrive dans le cours d'une pareille maladie que l'inflammation gangréneuse s'étendant au larynx, la voix du malade devienne grêle, et sa respiration laborieuse : on doit désespérer.

537. La péripneumonie, si elle survient, est aussi du plus fâcheux augure. Si elle ne fait pas périr promptement le malade, il court encore le risque de mourir étique des suites de cette maladie. *Hip.* 304.

538. C'est dans la fleur de l'âge, à peu près de quinze ou seize ans jusqu'à trente-six, que les hommes sont les plus sujets à l'hémopthysie. *Hip.* 305.

539. Il est bien rare qu'elle soit mortelle par elle-même * 39. Mais elle est sur-tout redoutable par la phthisie pulmonaire qu'elle donne lieu de craindre, et qui en est souvent la suite. *Hip* 306.

540. Le Médecin se gardera cependant de partager la frayeur que tout crachement de sang inspire à la plupart des hommes. Il saura distinguer et faire connoître les cas dans lesquels il est accompagné ou exempt de danger.

541. Si une personne d'une constitution délicate,

issue d'une famille où la phthisie soit héréditaire, crache en toussant du sang pur, vermeil, écumeux, en une certaine quantité : une pleine tasse, par exemple, ou davantage, soit en une seule fois, ou à diverses reprises. S'il se declare en même-temps une petite fievre continue rémittente, et dont les redoublements soient caractérisés par de légers frissons, ou par un simple refroidissement des extrêmités, toutes ces circonstances sont défavorables. Elles font connoître qu'une telle hémopthysie est le début de la phthisie pulmonaire, maladie presque toujours incurable. *Hip.* 307, 308, 309.

542. Mais si le malade est d'une bonne constitution : s'il est exempt de disposition héréditaire à la phthisie : s'il ne crache en toussant que quelques filets de sang, mêlés avec de la salive : s'il n'a pas de fievre : il faudroit être absolument étranger à la pratique de la médecine pour craindre qu'une pareille hémopthysie eût des suites fâcheuses.

543. Dans les cas mixtes, le pronostic sera varié, suivant qu'ils participeront plus ou moins des circonstances (541) et de celles (542).

544. L'absence ou la complication de la fievre sont les deux circonstances les plus décisives pour le pronostic du crachement de sang. Quelque copieux qu'il soit, si la fievre ne s'y joint pas, on peut se flatter qu'il ne sera pas suivi de la phthisie.

H 2

545. Si l'hémopthysie étant arrêtée depuis peu de témps, le pouls du malade devient dur et persiste dans ce caractere, on doit s'attendré au retour de l'hémopthysie.

546. C'est à peu près vers l'âge de quarante à quarante-cinq ans, que l'homme commence à devenir sujet à l'apoplexie, ainsi qu'à la distortion paralytique de la bouche, et à la paralysie de la langue. *Hip.* 310.

547. L'apoplexie n'attaque que bien rarement les enfants et les jeunes gens, et lorsque cela arrive, elle est constamment mortelle.

548. Les hommes sont plus sujets à l'apoplexie que les femmes.

549. Les personnes qui ont beaucoup d'embonpoint, y sont plus sujettes que les autres, *Hip.* 311, sur-tout si elles s'adonnent à l'oisiveté, au vin, à la bonne chere.

550. Si une personne est issue de pere ou de mere qui sur la fin de leurs jours ayent éprouvé des attaques d'apoplexie, ou de paralysie : on doit craindre que dans un âge mûr ou avancé, elle ne tombe dans de pareilles maladies.

551. Lorsqu'un homme a eu précédemment une attaque d'apoplexie, ou de paralysie, on doit le considérer comme ayant une disposition prochaine à ces maladies : on a lieu de s'attendre que sa carriere sera terminée par l'apoplexie, ou par une fievre remittente soporeuse.

552. Si une personne d'un âge mûr ou avancé se plaint d'une douleur fixe et opiniâtre dans quelque partie de la tête, on doit croire qu'elle est menacée d'apoplexie ou de paralysie * 40.

553. Des engourdissements, des fourmillements dans les membres ; des vertiges fréquents, une diminution rapide de la mémoire, des absences momentanées, des espèces d'éclipses de l'esprit, donnent au même âge de justes raisons de craindre les mêmes maladies. *Hip.* 312, 313.

554. S'il arrive à un homme qui ait cinquante ans ou au delà, d'avoir une hémorrhagie du nez ; on doit craindre que dans la suite il ne soit frappé d'apoplexie.

555. L'apoplexie forte est mortelle. Celle qui est légère est encore pleine de danger. *Hip.* 315. Si le malade n'y succombe pas, on a encore à craindre qu'il ne demeure paralytique.

556. La parfaite insensibilité, le ronflement, *Hip.* 316, l'impossibilité d'avaler, sont les symptomes qui caractérisent une apoplexie forte, et qui ne laissent aucun espoir que le malade puisse en guérir * 41.

557. Lorsqu'un homme est frappé d'apoplexie, il est avantageux qu'il ne ronfle pas, qu'il avale les liquides qu'on lui met dans la bouche, que piqué, pincé, il donne par ses mouvements quelques signes de sensibilité. Il est encore avantageux que la fievre survienne, et que continuant, elle fasse

diminuer évidemment les symptomes de l'affection soporeuse. La fievre aiguë qui s'établit dans ces sortes de cas, est assez ordinairement une continue remittente soporeuse, dont le pronostic peut se tirer du (106 *et suiv.*)

558. Mais si la fievre survenant, les symptomes de l'apoplexie s'aggravent, loin de diminuer, on a tout lieu de craindre que le malade n'y succombe.

559. S'il arrive à un malade épuisé par une maladie chronique, d'être frappé d'apoplexie, sa mort est prompte et certaine.

560. Si un apoplectique piqué, pincé aux jambes, en retire une et non pas l'autre, on doit prévoir que l'apoplexie dissipée, celle-ci sera paralytique. Il en est de même des bras.

561. Lorsque dans l'apoplexie, ou dans l'hémiplegie qui en est la suite ordinaire, et qui à son début est souvent accompagnée d'une fievre aiguë remittente soporeuse; lors, dis-je, que dans l'un ou l'autre de ces deux cas, on observe qu'en avalant, le malade est saisi d'une toux violente : on doit savoir que ce symptome caractérise la paralysie du gosier, et qu'il aggrave le pronostic de ces maladies.

562. On doit cependant remarquer que le pronostic qu'on doit tirer de ce symptome, varie suivant ses degrés. Si le malade n'a qu'une toux légere : s'il ne tousse pas toutes les fois qu'il avale : le pronostic n'en est pas mortel. Mais il donne lieu

de prévoir que la paralysie sera fâcheuse et rebelle.

563. Si les mêmes organes sont affectés au point
que les liquides insinués dans la bouche du malade, paroissent passer entiérement dans la trachée-
artere, exciter une espece de râle, et le menacer de suffocation : on doit s'attendre à le voir
bientôt périr.

564. Lorsqu'un apoplectique a des mouvements
convulsifs , sa mort est prompte et certaine.

565. La fievre plus ou moins vive , les symptomes plus ou moins graves qui se développent dans
le prélude de la petite vérole , n'influent pas sensiblement sur le pronostic de cette maladie , à
moins qu'ils ne soient portés au point de faire
craindre que le malade ne succombe avant l'éruption , ce qui arrive assez rarement. Les préludes
les plus modérés , et ceux qui sont accompagnés
des symptomes les plus graves , sont indistinctement suivis de petites véroles de bon ou de mauvais caractere.

566. Il est avantageux que l'éruption de la petite
vérole commence le troisieme ou le quatrieme
jour de la maladie : que dans ses progrès elle des-
cende rapidement , c'est-à-dire , dans l'espace de
24 , de 36 , de 48 heures , de la tête aux pieds :
que dans le même espace de temps elle se complette : qu'il cesse de sortir de nouveaux boutons :
que ceux-ci soient peu nombreux : que le ventre

et la poitrine en soient exempts , ou à peu près :
que l'éruption se faisant, ou du moins lorsqu'elle
est achevée, la fievre cesse : que les boutons soient
couleur de rose , qu'ils soient solides , bien rele-
vés ; qu'ils grossissent rapidement ; que leur suppuration commence vers la fin du septieme , ou au
commencement du huitieme jour de la maladie :
qu'elle soit louable ; qu'elle s'acheve dans l'espace
de trois à quatre jours , sans autres incommodités
que celles qui sont inséparables de la douleur
qu'occasionnent les boutons qui suppurent : que
dans le fort de la suppuration, chaque bouton soit
environné à sa base d'un cercle couleur de rose :
que s'il y a de la fievre durant la période de la
suppuration, elle soit modérée : que durant le prélude et l'éruption , le ventre soit libre , les déjections naturelles : que le malade soit constipé
pendant la suppuration : que chaque bouton du
visage parfaitement mûr , dégénere en une croûte
jaune qui brunit ensuite : que ceux du reste de
l'habitude du corps , ne séchent pas , mais qu'ils
crevent les uns après les autres , et versent leur
pus. Telle est la marche de la petite vérole , lorsqu'elle est discrette et très-bénigne.

567. Si l'éruption commence le second jour de
la maladie, on doit s'attendre à une petite vérole
grave et dangereuse : mais plus encore si l'éruption commence dès le premier jour : et sur-tout
s'il sort dès le début , une quantité excessive de

boutons sur le visage , ce qui constitue la petite
vérole miliaire qui tue le malade en peu de jours.

558. Trois ou quatre grains naissants de petite
vérole , qui dès les premiers jours paroissent au
visage ou aux poignets , suffisent à la vérité pour
caractériser la maladie , mais non pour fixer la
période de l'éruption dont le commencement ne
date que du jour où l'on voit sortir d'un moment
à l'autre de nouveaux boutons.

569. Plus l'éruption descend lentement de la
tête aux pieds , plus elle tarde à se completter ,
plus la petite vérole est grave et dangereuse.

570. Tout étant égal d'ailleurs , le danger de
la petite vérole est à peu près en proportion du
nombre des pustules.

571. Si le malade éternue fréquemment durant
l'éruption , tant que ce symptome persiste , on
peut être assuré que l'éruption n'est pas encore
complette.

572. Si la bouche , et sur-tout si le gosier se
garnit de boutons qui alterent la voix du malade
et gênent la déglutition : si dans l'intervalle de
l'éruption à la suppuration, la fievre et les symptomes qui l'accompagnent persistent ou augmentent, loin de cesser : on doit prévoir le plus
grand danger durant le temps de la suppuration.

573. Si durant la période de l'éruption , les
boutons de la petite vérole excitent une démangeaison forte et continuelle : ce signe doit être

mis au nombre de ceux qui annoncent le plus grand danger.

574. Ce symptome devient d'un augure encore plus sinistre, s'il est porté au point que le malade écorche presque tous ses boutons, sur-tout au visage : et qu'ils se séchènt ou s'ulcerent, au lieu de suppurer et de faire autant de petits abſcès.

575. Plus la suppuration tarde à commencer, plus la petite vérole est dangereuse.

576. Les petites véroles qui présentent un certain nombre de pustules, soit cristalines, soit siliqueuses, sont pleines de danger.

577. Quoique discrette, si la petite vérole est verruqueuse ; c'est-à-dire, si les pustules sont solides et pâles : on doit s'attendre à voir succomber le malade.

578. Les petites véroles miliaires (567) sont funestes et tendent rapidement à la mort.

579. On a tout à craindre pour l'issuë des petites véroles dont les pustules sont applaties à leur pointe, et d'une couleur vineuse pourprée.

580. Les taches de pourpre répandues dans les intervalles des pustules, annoncent le plus pressant danger.

581. Si dans le nombre des pustules, on en voit quelques-unes qui soient noires, on peut, sur un tel signe, prédire la mort du malade.

582. L'hémorrhagie des gencives, l'hémop-

thysie, le pissement de sang, le vomissement,
les déjections de sang, l'hémorrhagie même du
nez, si elle est abondante et purement symptomatique, sont mortelles. Ces hémorrhagies s'observent particuliérement dans les petites véroles
(578), 579, 580).

583. Les vomissements, les déjections atrabilaires sont mortels.

584. Le cours de ventre séreux, copieux, opiniâtre, annonce le plus pressant danger.

585. L'affaissement brusque des pustules, est
ordinairement suivi d'une mort prompte.

586. Le délire phrénétique, l'esquinancie, la
difficulté de respirer, un point de côte, en un
mot les symptômes qui marquent que la maladie
porte sur quelqu'un des visceres, survenant dans
le cours de la petite vérole, annoncent le plus
pressant danger; ils sont absolument mortels,
s'ils sont précédés et accompagnés de l'affaissement des pustules (585).

587. Il est avantageux dans les petites véroles
confluentes, que le visage se gonfle très-considérablement dans le temps de la suppuration ; que
ce gonflement du visage ne diminue ensuite que
peu à peu et par degrés ; qu'il soit suivi et remplacé par un gonflement semblable des avantbras, des mains et des pieds ; que le malade, s'il
est adulte, ait une salivation abondante dans la
même période.

588. Mais si le gonflement des parties que je viens de nommer, ne survient pas dans cette période : ou si les mêmes parties déjà gonflées, viennent à s'affaisser subitement, la face étant pâle ou livide, loin d'être animée, à de tels signes, on a tout lieu de craindre une mort prochaine. Le même danger accompagne la suppression totale et subite de la salivation.

589. La suppuration achevée, il est avantageux et de bon augure que la fievre cesse : si elle persiste à cette époque, et sur-tout si elle augmente ; on doit croire que le malade n'est pas encore hors de danger.

590. Quoique la petite vérole ait été bénigne ; quoique les pustules aient été du meilleur caractere : si néanmoins la suppuration achevée, les pustules de l'habitude du corps se séchent promptement sans crever, sans verser leur pus : on doit craindre que cette maladie ne soit suivie ou de furoncles nombreux et très - incommodes ; ou d'ophtalmie dangereuse pour la vue ; ou de dépôt sur la poitrine, de fievre lente. Plus les pustules ont été nombreuses, plus ses suites sont à craindre dans le cas proposé.

591. Les boutons de petite vérole qu'on cisèle avant leur parfaite maturité, avant que les cercles rouges qu'ils ont à leur base, dans le fort de la suppuration, soient effacés ; ces boutons, dis-je,

quoiqu'ouverts se régénerent , et renouvellent les souffrances du malade.

592. Le pronostic de la rougeole ne se tire, ni de la qualité de l'éruption , ni du temps de sa sortie ou de sa rétrocession. Il se tire uniquement des symptomes que présente la maladie , et particuliérement de ceux qui caractérisent une affection plus ou moins grave de la poitrine.

593. Il est rare qu'elle mette le malade en danger de la vie : mais elle laisse souvent après elle des impressions plus ou moins fâcheuses sur le gosier , sur la poitrine. Elle est aussi quelquefois suivie d'ophtalmie très-rebelle.

DE PRÆSAGIENDA

in acutis vitâ et morte ægrotantium,
selectæ Hippocratis sententiæ.

PRÆFATIO.

1. **O**PERÆ pretium mihi facturus Medicus videtur, si ad providentiam sibi comparandam, omne studium adhibeat. Cum namque præsenserit, et prædixerit apud ægrotos, tum præsentia, tum præterita, tum futura, quæque ægri omittunt, exposuerit ; res utique ægrotantium magis agnoscere credetur: adeò ut majore cum fiduciâ sese homines medico committere audeant. Curandi verò rationem optimè molietur, si ex præsentibus affectionibus futura prænoverit. Neque enim fieri potest, ut omnes ægroti sanitatem assequantur. Hoc nempè longè præstantius foret , quam futurorum consecutionem prænoscere. Quandoquidem verò quidam vi morbi intereunt , priusquàm Medicum accersant ; quidam etiam vocato Medico confestim , partim quidem unum diem , partim etiam paulò diutius vitam trahentes mortui sunt, priusquàm Medicus arte suâ singulis morbis viriliter se opponere possit. Proindè ubi talium affectionum naturam , quantùm scilicet vires corporis superant, cognoverit ; simulque et

si quid divini in morbis inest ; hujus quoque providentiam ediscere oportet. Hac enim ratione, meritò sibi admirationem, et boni Medici existimationem conciliaverit. Qui namque morbo superiores esse possunt, eos utique longè rectius conservaverit, ex longo antea intervallo ad singula consilium dirigens ; tum etiam morituros, ubi prænoverit, et prædixerit, extra culpam positus erit. *Prænot.* 1.

2. Atque hæc scribo de morbis acutis et de his qui ab his oriuntur. *Ibid.* 153.

3. Qui verò superfuturos ex morbo, et morituros, eosque quibus pluribus diebus, et quibus paucioribus perseverabit morbus, rectè prænoscere volet, is intelligentiâ comprehensam omnium signorum doctrinam, æstimare debet, et eorum vires inter se collatas ratione expendere, velut scriptum est. *Ibid.* 154.

4. Quin etiam morborum semper vulgariter grassantium impetum, et tempestatis conditionem, cito animo concipere oportet. *Ibid.* 155.

5. Atqui quod ad proprias cujusque rei notas, et reliqua signa attinet, probè nosse, minimèque ignorare convenit, quod quovis anno, et quovis anni tempore, mala malum, et bona bonum denunciant. Quandoquidem et in Lybiâ, et in Delo, et in Scythia prædicta signa vera esse comprobantur. *Ibid.* 156.

6. Neque verò est quod ulliûs morbi nomen,

quod hic adscriptum non sit, desideres. Omnes etenim, qui prædictis temporibus judicantur, ex iisdem signis cognosces. *Ibid.* 158.

7. Morborum acutorum prædictiones non omnino certæ sunt nec vitæ nec interitûs. *Aph.* II. 19.

8. Quod si quis me audiat, is quàm prudentissimè, et consultissimè tum in cætera arte, tum in prædictis hujusmodi, se geret, probè intelligens, qui prædictionis successum consecutus sit, apud prudentem ægrum admirationi fore, qui verò deerraverit, præterquàm quod odio gravabitur, eum ne insaniæ quidem suspicionem effugere posse. *Prædict. Lib.* II. 6.

Ex Decubitu.

9. At ægrum à Medico in latus dextrum, aut sinistrum recumbentem deprehendi oportet, manibusque et cervice, ac cruribus paulùm reductis, totoque corpore, molliter posito. Hic enim ferè sani jacentis est decubitus. Is autem habetur optimus, qui benevalentium similis est. *Prænot.* 8.

10. Supinum verò jacere, manibus, cervice, et cruribus porrectis minus bonum. *Ibid.* 9.

11. Quod si pronus ad pedes de lecto delabatur, magis formidandum. *Ibid.* 10.

12. Ubi verò pedes nudos, neque admodum calidos habere comperietur, et manus, cervicem,

et

et crura inæqualiter dispersa , et nuda , malum:
Anxietatem enim indicat. *Ibid* 11.

13. Tritæophyæ febres cum jactatione , malignæ. *Coac.* 33.

14. In acutis exudantes tenuiter et anxii , malum. *Ibid.* 53.

15. Qui abs re nec ullâ exhausti ratióne lan-
guent, malum. *Ibid.* 54.

Ex Facie.

16. In morbis autem acutis , in primis quidem
ægroti facies sic in considerationem adhibenda, sit
ne benevalentium , præcipuèque sui ipsius similis.
Ita enim optima existimanda. Quæ verò ab eâ plurimùm recedit, gravissimum periculum portendit :
qualis fuerit nasus acutus , oculi concavi, col-
lapsa tempora , aures frigidæ et contractæ imis-
que suis fibris inversæ , cutis circa frontem dura,
intenta et resiccata , et totius faciei color ex viridi pallescens , aut etiam niger, aut lividus , aut
plumbeus. *Prænot.* 2.

17. Itaque si per initia morbi, ejusmodi facies
fuerit, neque adhuc ex aliis signis conjicere po-
tueris; interrogare convenit , num æger vigilave-
rit , aut alvus admodùm liquida fuerit , aut eum
inedia aliqua oppresserit. Quod si quid horum fa-
teatur, minus formidandum esse existimandum.
Dijudicantur autem ista , die ac nocte , si ex his
causis ejusmodi facies fuerit. At si nihil horum

I

præcessisse dixerit, neque intra dictum tempus ad pristinum statum redierit, in propinquo mortem esse sciendum est. Si verò vetustiore jam morbo, aut triduo, aut quatriduo, talis facies extiterit, inquirenda ea sunt, de quibus antea præcepi. *Ibid.* 3.

18. Et reliqua signa, tùm ex universâ facie, tum ex corpore et oculis, in considerationem adhibenda. Si namque lucem refugiunt, aut illachrymant præter voluntatem; aut pervertuntur, aut alter ex iis minor fit; aut quæ in iis alba esse debent, rubescunt; aut in iisdem venulæ livescunt, aut nigricant; aut lippientium oculorum sordes, circa eorum aciem appareant; aut etiam assiduè mobiles, aut tumidi, aut vehementer cavi fuerint; aut eorum aspectus squalidus, et minimè lucidus; aut totius faciei color immutatus : hæc omnia mala, perniciosaque existimanda. *Ibid.* 4.

19. Quin etiam per somnum, an ex oculis aliquid subappareat, spectare oportet. Ubi namque non commissis palpebris, ex albo quid subapparet : id si neque alvi profluvium, neque medicamentum purgans expressit, neque ita dormire consueverit æger, pravum est indicium, et lethale admodum. *Ibid.* 5.

20. Quod si pervertatur aut corrugetur palpebra, aut livescat, aut pallescat, itemque labrum, aut nasus, cum alio aliquo signo, mortem in propinquo esse sciendum est. *Ibid.* 6. Ubi livores in febre fiunt, propè affore mors significatur. *Coac.* 66.

(131)

21. Lethale quoque , labra resoluta , penden-
tia , frigida, et exalbida esse. *Prænot.* 7.

22. Quibus jam morbo fractis videndi facultas
audiendique perit, aut etiam labiorum, palpebra-
rum , vel narium perversio cernitur ; mors instat.
Coac. 72. *eadem ferè Aph. IV.* 49. *VII.* 73.

Ex Hypochondriis.

23. Hypochondrium optimum quidem , quod
dolore vacat molle est et æquale , tum dextrâ ,
tum sinistrâ parte. *Præn.* 29.

24.Quibus hypochondria elevata , murmuran-
tia : dolore lumborum superveniente , his alvi hu-
mectantur : nisi flatus eruperint , aut urinæ copia
prodierit. *Aph. IV.* 73.

25. In febribus alvo inflatâ , si flatus liberum
exitum non habeat, malum. *Coac.* 44.

26. Inflammatum verò , aut dolens, aut inten-
tum , aut inæqualiter affectum , dextrâ parte ad
sinistram , hæc omnia animadvertere oportet.
Præn. 30.

27. Quod si etiam pulsus insit in hypochondrio ;
perturbationem aut delirium indicat : verum etiam
eorum oculos intueri oportet. Si namque crebro
moveantur , insania expectanda est. *Ibid.* 31.

28. Ex hypochondriorum dolore febres malignæ , quod si et sopor accesserit pessimum.
Coac. 31.

29. In febribus acutis convulsiones, et circa vis-

cera dolores vehementes , malum. *Aph. IV. 66.*

30. Ex dolore ventris crudeli causus lethalis. *Coac.* 130.

31. Tumor autem in hypochondrio durus et dolens pessimus quidem , ubi totum occupat hypochondrium. Sin verò alteram partem , minore cum periculo sinistram. *Præn.* 32.

32. Hujusmodi autem tumores , circa principia quidem mortem brevi affore indicant. Quod si neque intra vigesimum diem febris quiescat , neque tumor subsidat , ad suppurationem res vertitur. *Ibid.* 33.

33. His autem primo circuitu etiam sanguinis è naribus fluxus contingit , valdèque juvat. Verum eos interrogare oportet, num capite doleant, aut obtusam oculorum aciem sentiant. Quod si quid ex his accidat, eo rem tendere sciendum. In junioribus tamen neque dum trigesimum quintum annum attingentibus, sanguinis eruptio magis expectanda est. *Ibid.* 34.

34. Molles autem tumores et doloris expertes , digitisque cedentes, longiores judicationes faciunt, illisque minus graves sunt. Quod si intra dies sexaginta, neque febris cesset, neque tumor subsidat , fore suppurationem hoc loco , et reliquo ventre eodem modo significat. *Ibid.* 35.

35. Alvi durities cum dolore conjunctâ et cibi fastidio , si alvo parcè ductâ non expurgetur , in suppuratum vertetur. *Coac.* 303.

(133)

36. Itaque tumores dolentes, duri et magni,
periculum mortis intra paucos dies affore significant : molles verò et minimè dolentes, quique
digito pressi cedunt, illis diuturniores esse solent.
Præn. 36.

37. Minus verò abscedunt qui in ventre oriuntur
tumores, minimè verò qui infra umbilicum ; sed
ex superioribus locis, sanguinis eruptio maximè
expectanda est. *Ibid.* 37.

38. Longorum verò omnium in his regionibus
tumorum, suppurationes in considerationem adhi-
bendæ. Suppurationum autem quæ indè proveniunt, ea observatio facienda est. Quæ quidem foras vertuntur, optimæ sunt, ubi parvæ sunt, et
quam maximè foras feruntur, et in acutum ten-
dunt. *Ibid.* 38.

39. Pessimæ verò quæ magnæ sunt, et latæ,
minimèque in mucronem attolluntur. *Ibid.* 39.

40. At quæ intro rumpuntur, optimæ, ubi nihil cum externâ sede communicant, in sese contra-
huntur, nullo dolore afficiunt, totaque regio ex-
terna unius coloris apparet. *Ibid.* 40.

41. Hypochondriorum verò dolores, et tumores
recentes quidem, et sine inflammatione, murmur
solvit in hypochondrio exortum, idque potissimum
si cum stercore urinâ et flatu prodierit. Alioqui ubi
ipsum per se transmissum fuerit, juvat ; idque magis si ad inferiores sedes descenderit. *Ibid.* 69.

42 Flatum autem sine sonitu quidem ac crepitu

exire, optimum. Præstat tamen cum strepitu prodire, quam isthic revolvi. At qui eo modò prodit, ægrum aliquo dolore vexari, aut delirare indicat, nisi æger suâ sponte hoc modò flatum emiserit. *Ibid.* 68.

43. Hydropes verò qui ex acutis morbis oriuntur, omnes mali. Nam neque febre liberant, vehementes dolores excitant, et lethales sunt. *Ibid.* 42.

44. In febribus circa ventrem æstus vehemens, et oris ventriculi dolor, malum. *Aph. IV.* 65.

45. A cardialagiâ cum torminibus ventris feræ prorumpunt. *Coac.* 285.

Ex Respiratione.

46. Facilè autem spirare, valdè magnum ad salutem momentum existimandum, cum in omnibus morbis acutis, quibus febris conjuncta est, tum in his, qui intra dies quadraginta judicantur. *Præn.* 21.

47. Spiritus frequens dolorem, aut inflammationem, in locis septo transverso superioribus, indicat. *Ibid.* 18.

48. Qui verò magnus inspiratur, et ex magno intervallo, delirium. *Ibid.* 19.

49. At frigidus ex naribus, et ore expiratus, exitialis admodùm jam est. *Ibid.* 20.

50. Lethalis etiam est æstuosus et fuliginosus: minùs tamen quàm frigidus. Spiritus verò magnus foras efflatus intro parvus, et contra foras parvus

intro magnus, pessimus est, et morti proximus. Quin etiam tardus, velox, obscurus, duplex intro revocatus; qualis cernitur in iis qui super inspirant. *Coac.* 260.

51. In febribus, spiritus offendens, malum. Convulsionem enim significat. *Aph. IV.* 68. *idem. coac.* 277.

52. In acutis affectionibus, quæ cum febre fiunt luctuosæ respirationes, malum. *Aph. VI.* 54.

53. Quod si dum morbus viget ægrotus velit residere hoc in omnibus acutis malum, in pulmoniis verò pessimum. *Præn.* 14.

54. Si febre detento, tumore non existente in faucibus, suffocatio de repente contingat, lethale est. *Aph. IV.* 34.

55. Capitis dolores vehementes, ac continentes cum febre, aliquo quidem ex signis lethalibus accedente, admodùm exitiales. Quod si sine signis ejusmodi, dolor vigesimum diem superet, et febris detineat, sanguinis ex naribus eruptionem, aut alium quemdam abscessum ad inferiores sedes expectare oportet. Verum quoad dolor recens fuerit, eodem modò sanguinis ex naribus eruptionem, aut suppurationem expectare convenit, cum aliàs, tum si dolor circa tempora et frontem affuerit. At sanguinis eruptio magis expectanda venit in his, qui nundum quintum et trigesimum annum attigerunt. In senioribus verò suppuratio. *Prænot.* 129.

56. Caput dolenti, et vehementer laboranti, pus

aut aqua, aut sanguis per nares, os, aut aures effluens, morbum solvit. *Aph. VI.* 10.

Ex Delirio.

57. In quovis morbo valere ratione, et rectè se ad ea quæ offeruntur habere, bonum. Contrarium verò, malum. *Aph. II.* 33.

58. In acutis rectus oculorum intuitus ac motûs pernicitas, somnus turbulentus, pervigilium, interdumque sanguinis è naribus stillatio, nihil boni denunciant. *Coac.* 227.

59. In febribus ardentibus aurium tinnitus, visûs hebetudo, narium gravitas, in delirium præcipitant, nisi sanguis è naribus proruperit. *Ibid.* 131.

60. Facere aliquid præter consuetudinem, velut instituere, velleque ea quæ priùs non consueverat, aut contrarium iis quæ fuerant consueta, malum et dementiæ proximum. *Coac.* 47.

61. Screatio frequens, si quod aliud signum accesserit phrenitidis nuncia. *Ibid.* 244.

62. In cephalalgiâ, vomitus æruginosi, cum surditate, et somni vacuitate, insaniam brevi denunciant. *Ibid.* 169.

63. Quibus pellucidæ et albæ sunt urinæ, malum. Maximè verò tales in phreneticis apparent. *Aph. IV.* 72.

64. In ventrem jacere ei qui per bonam valetudinem ita dormire minimè consuevit, delirium, aut partium circa ventrem dolorem arguit. *Præn.* 13.

65. Ab homine moderato ferox responsio, et vox acuta, malum portendunt. *Coac.* 51.

66. Flatum absque sono et strepitu trajici per inferiora, optimum. Melius autem fuerit ipsum cum sono transire quàm sursum revolvi : quamvis ita trajectus denunciet indè vexari hominem, aut delirare ; nisi prudens ac sciens talem flatûs exitum moliatur. *Præn.* 68.

67. Deliria quæ cum risu fiunt, tutiora. Quæ vero studio adhibito, periculosiora. *Aph. VI.* 53.

68. Quicumque supra quadraginta annos phrenetici fiunt, non ita valdè sani evadunt. Minus enim periclitantur quorum naturæ et ætati morbus magis affinis fuerit. *Ibid. VIII.* 91.

69. Ubi delirium somnus sedaverit, bonum. *Aph. II.* 2.

70. Phrænetici parum bibunt, ex levi strepitu facilè irritantur, tremuli sunt, et facilè convelluntur. *Coac.* 96.

71. Contremiscere simul ac stultè palpare manibus, phreneticum. *Coac.* 76.

72. De manuum motione ita censeo : in febribus acutis, aut pulmonum inflammationibus, aut phrenitide, aut capitis doloribus, quibus ante faciem feruntur, et aliquid frustrâ venantur, et festucas colligunt, aut floccos à vestibus evellunt, et ex pariete paleas carpunt ; ex his omnibus malum et mortem portendi. *Præn.* 17.

73. Qui cum silentio, nec tamen aphoni, à potestate mentis exeunt ; lethale. *Coac.* 65.

74. Quæ circa res necessarias versantur deliria, pessima : indèque si ingravescant mortifera. *Coac.* 98.

75. Qui ad manum exiliunt, malo sunt loco. *Coac.* 59.

76. Cervicis dolor cum in omni febre terrificus, tum verò mortiferus iis qui sunt in metu insaniæ. *Ibid.* 273.

77. Quibus jam desperatis levis tremor incidit et æruginosa vomitio, mors propè est. *Ibid.* 62.

78. Egregie phreniticorum tremores citam mortem denunciant. *Ibid.* 97.

79. Dentium collisio aut stridor præter consuetudinem à teneris contractam, insaniam, ac mortem denunciant. Quod si jam deliranti id accidat, prorsus lethale. Quin et dentes resiccari perniciem denotat. *Ibid.* 235.

80. Deliria cum fixâ virium exolutione, funesta. *Ibid.* 100.

81. Crebræ in phreneticis cum perfrictione sputationes nigrorum vomitionem prænunciant. *Ibid.* 102.

Oblivio insensibilitas.

82. A rigore familiares non agnoscere, malum. Oblivio item mala. *Coac.* 6.

83. Qui aliquâ corporis parte dolentes, ferè do-

lorem non sentiunt ; iis mens ægrotat. *Aph. II. 6.*

84. Omnino malum denunciat quæ in acutâ febre immerito sitis extincta est. *Coac.* 58.

85. Exitiosa alvi dejectio quæ sensum ægri fallit. *Coac.* 631.

86. Perniciosa est urina quæ inscio ægro redditur. *Coac.* 580.

87. Quibuscumque in ægritudinibus oculi ex voluntate lacrymantur, bonum. Quibus verò citra voluntatem, malum. *Aph. IV. 52. VII. 81.*

Somnus vigilia.

88. Noctu dormiendum, vigilandum interdiù. *Præn.* 53. Pessimum verò si neque noctu dormiat, neque interdiù. Nam aut ob dolorem vigilia adest, aut delirii affuturi hæc est nota *Ibid.* 56.

89. Quo in morbo somnus noxam affert, lethale. Si verò somnus prosit, minimè lethale. *Aph. II. 1.*

90. In vigiliâ convulsio aut delirium, malum. *Aph. II. 3. VII.* 18.

Ex soporosis affectibus.

91. An sopor ubique malum *Coac.* 178.

92. Apoplexia repente oborta solubilis, febri diuturnæ superveniens mortifera. *Ibid.* 480.

93. Si quis in febre fandi sit impotens : malo est loco. *Ibid.* 34.

94. Quæ cum exolutione soporosâ fiunt aphoniæ : lethales. *Ibid.* 250.

95. Vocis defectio unà cum virium exolutione, pessima. *Ibid.* 245.

96. Somni veternosi, unâque alsiosi, mortiferi. *Coac.* 181.

97. Parotides symptomaticæ pravæ paraplecticis. *Ibid.* 201.

98. Qui ex dolore fiunt aphoni, crudeliter moriuntur. *Ibid.* 249.

99. Qui dormiendo efflant, ac projectos artus aut etiam retractos ostendunt, conniventque oculis; malo sunt loco. *Coac.* 64.

100. Qui ex lethargo evadunt, magnâ ex parte suppurantur. *Ibid.* 140.

Ex affectionibus convulsivis.

101. Quæ cadunt in hystericas sine febre convulsiones, faciles. *Coac.* 349.

202. Quibus oculi scintillant valde intenti, nec sunt apud se, et convelluntur. *Ibid.* 351.

103. Puerulis convulsiones incidunt, si febris acuta fuerit, alvus clausa, somni sint expertes, et terreantur et ejularint, tum etiam si colorem mutent, ac pallido, vel livido, aut etiam rubro suffundantur. Hæ (convulsiones) facilè incidunt puerulis nuper natis, ad septimum ætatis annum. At grandiores pueri, et viri non adeò per febres convulsionibus prehenduntur, nisi vehementissimum ac pessimum aliquod signum ex his quæ in phrenetide fieri solent affuerit. *Fræn.* 151, 152. Eadem ferè. *Coac.* 109.

104. Febrem convulsioni supervenire satiùs est, quam febri convulsionem. *Aph. II. 26.*

105. Spasmo aut tetano vexato febris si accesserit, morbum solvit. *Aph. IV. 57.*

106. Convulsionem et nervorum distentionem superveniens febris solvit. *Coac.* 354.

107. Convulsio febri superveniens funesta : minimum verò puerulis. *Ibid.* 356.

108. Qui septem annis provectiores sunt, convulsione non tentantur in febre. Sin autem desperati. *Ibid.* 357.

109. Si febre detento collum repentè obversum fuerit, et vix deglutire potuerit, tumore non existente in faucibus ; lethale. *Aph. IV.* 35.

110. Convulsiones cum febre acutâ, funestæ. *Coac.* 269.

111. Cum opisthotono rigor necat. *Coac.* 23.

112. Fauces valdè dolentes et æquales cum jactatione, crudeliter et citò mortiferæ. *Coac.* 265.

113. Faucium dolor prægrandis parotides et convulsiones facit, atque cervicis et dorsi dolores. *Coac.* 268.

114. Cervicis duritas et dolor prægrandis, maxillarum item connexio, venarum jugularium pulsus fortis, unâque tendinum contentio ; hæc sunt mortifera. *Ibid.* 261.

115. Dentium collisio aut stridor præter consuetudinem. *Vid. supra* 79.

116. Convulsio ab elleboro lethalis. *Aph. V. 1.*

117. Convulsio vulneri superveniens, lethalis. *Ibid.* 2.

118. A copioso sanguinis fluxu singultus aut convulsio, malum. *Ibid.* 3.

119. A purgatione immodicâ convulsio aut singultus, malum. *Ibid.* 4.

120. In fluxu muliebri convulsio et animi deliquium si accedat, malum. *Ibid.* 56.

121. A vomitu singultus et oculi rubicundi malum. *Aph. VII.* 3.

122. Inflammationi hepatis, singultus si supervenerit, malum. *Ibid.* 17.

123. Qui tetano corripiuntur intra quatuor dies intereunt; si verò hos effugerint sani evadunt. *Aph. V.* 6.

Ex Surditate.

124. In acutis obsurdescere, furiosum. *Coac.* 196.

125. In acutis et turbulentis morbis obveniens surditas, malum. *Ibid.* 190.

126. Gravi surditate tentati, dum aliquid prehendunt tremuli, linguæ resolutione, ac torpore affecti, malè habere judicantur. *Coac.* 197.

Solutiones morborum acutorum Spontaneæ.

127. At verò morbi acuti, judicantur sanguine è naribus tempestivâ crisi prorumpente, sudore item multo, atque purulentâ urinâ et vitreâ, laudabili preditâ hypostasi, quæ cumulatim funditur,

rum abscessu etiam memorabili, nec non mucosâ et cruentâ alvo repentè citatâ, postremò vomitionibus minimè malis in crisi. *Coac.* 150.

Ex Vomitu.

128. Si quis in febre non lethali dixerit sibi caput dolere, aut oculorum aciem caligine quâdam perstringi, et stomachi dolor accesserit, tum vomitio aderit. Si verò etiam rigor accesserit, et inferiores hypochondrii partes frigidas habuerit, adhùc citiùs evomet. *Præn.* 144.

129. Qui vomituri sunt, priùs illi salivant. *Coac.* 566.

130. Si cui (febricitanti) inquietudines, cordis morsus, et creba sputatio : in procinctu vomitio est. *Idid.* 142. .

131. Vomitus per quam utilis est qui pituitâ et bile permixtus est, nec admodum crassus, nec multus. Nam meraciores pejores sunt. Sin autem id quod vomitione excluditur, aut potraceum sit, aut lividum, aut nigrum ; quamcumque horum colorum speciem referat, in pravis habere oportet. Quod si omnes illos colores idem homo vomitione exhibeat : valdè quidem id lethale est. Sed mortem in propinquo esse significat lividus ille vomitus qui tetrum odorem spirat. Nam omnes sub putridi et graveolentes odores in iis omnibus quæ vomitu rejiciuntur, mali sunt. *Præn.* 81, 82, 83, 84, 85.

132. Morbis quibus vis incipientibus, si atrabilis suprà infràve exierit lethale. *Aph. IV.* 22.

133. Bilis vomitus vulneri succedens, malum denunciat, præcipuèque in capitis vulneribus. *Coac.* 507.

134. Qui cum anxietate citra vomitum exacerbantur, malum. Tum quos lacessit nausea sine vomitu. *Coac.* 557.

135. Vomitiones exiguæ, biliosæ, malum : tum præcipuè si pervigilio conflictentur ægri. *Ibid.* 558.

136. In meris vomitionibus lethalis singultus, item convulsio. Similiter et in purgationum excessu quem inferunt medicamenta. *Ibid.* 565.

Ex alvi dejectione.

137. Alvi dejectio optima, si mollis est et consistat, eoque tempore quo per sanitatem dejici solet : copiâ verò ciborum ingestorum rationi responderit. Talis enim exitus inferiorem alvum benè valere declarat. *Præn.* 57.

138. Quod si liquida fuerit consentaneum est ipsam neque stridere, neque paucum et crebro excerni. Frequens enim desidendi labor ægrum fatigat, eique vigilias adfert. *Ibid.* 58.

139. Quod si affatim et sæpè dejicit, periculum est ne in animi deliquium incidat. *Ibid.* 59.

140. Crassiorem fieri dejectionem oportet, morbo ad crisim properante. *Ibid.* 61.

141. Sit etiam subrufa, nec admodum graveolens. *Ibid.*

142. Expedit etiam lumbricos teretes unà cum excrementis alvi descendere, morbo ad crisim properante. *Ibid.* 62.

143. Valdè aquosa, aut alva, aut pallida, aut prærubra, aut spumans, calamitosa. *Ibid.* 64.

144. Mala etiam quæ exigua, glutinosa, subflava et æqualis existit. *Ibid.* 65,

145. His verò magis funesta quæ nigra, aut pinguis, aut livida, aut æruginosa, aut graveolens. *Ibid.* 66.

146. Qui nigra egerunt, frigidum illi exudant. *Coac.* 618.

147. Dejectiones variæ majorem quam illæ diuturnitatis spem afferunt, sed tamen non minus sunt funestæ: hujusmodi sunt strigmentosæ biliosæ, cruentæ, porraceæ, et nigræ, sive secedant simul, sive aliæ post alias. *Præn.* 67.

148. In febre ardente si alvus profuse feratur, mortiferum. *Coac.* 129.

149. Liquida frequensque dejectio, sive multa, sive pauca, malum; hæc enim vigilias, illa etiam virium exolutionem parit. *Coac.* 609.

150. Dysenteria, si ab atrabile inceperit, lethalis. *Aph. IV.* 24.

151. Si à dysenteriâ occupato veluti carnes subierint, lethale, *Ibid.* 26.

152. Sanguinem superne quidem ferri qualis-

cumque sit, malum : inferne verò niger si deji-
ciatur, bonum. *Ibid.* 25.

153. Sanguis sincerus alvo per secessum re-
jectus, malo est : præsertim si dolor aliquis adsit.
Coac. 605.

154. A suppressione alvi, meteorismus hypochondriorum gravis : maximè verò iis qui ab in-
veteratione tabescunt, et quibus alvi profusè
ferebantur. *Coac.* 301.

155. In iis qui iongo tempore consumpti sunt,
temeraria alvi exclutio unà cum vocis defectione
et tremore, lethalis. *Ibid.* 634.

Ex Urinis.

156. Urina optima est, ubi et alba hypostasis et
lævis æqualis per omne tempus, quoad morbus
judicatus fuerit. Talis enim ad securitatem et bre-
vitatem morbi præclare apparet. *Præn.* 70.

157. Urina in febre quæ albam et lævem
habet hypostasim, atque constantem, citam
illius dimissionem ostendit. *Coac.* 575.

158. Quibus urina cito hypostasim habet, celeriter illi judicantur. *Ibid.* 598.

159. Sin talis sit urinæ intermissio quædam, ut
modò pura reddatur, modo hypostasis alba et lævis subsidat; diuturnior quidem est morbus, et
minus res ægri in tutò sunt. *Præn.* 71.

160. Sin subruba reddatur urina cum hypostasi
lævi et æquali, diuturnioris quidem morbi ea erit

quam illa jam memorata, sed admodum saluta-
ris. *Ibid.* 72.

161. Quæ in urinis farinæ crassioris speciem
hypostases referunt, pravæ; his multo pejores
sunt lamineæ; allæ verò et tenues admodùm sunt
perniciosæ; sed his omnibus magis funestæ sunt
furfuraceæ. *Ibid.* 73.

162. At verò nebulæ in urinis, albæ quidem
et versus fundum utiles. Rubræ autem et nigræ,
item lividæ, difficiles. *Coac.* 577.

163. Quandiu autem fuerit urina rubra et tenuis, morbum adhuc pepasmi expertem significat. Quod si diu talis reddatur, periculum est ne
vires ægri valere non possint donec urina mitifi-
cata fuerit. *Præn.* 75.

164. Inter urinas funestissimæ sunt graveolentes, aqueæ, nigræ, et crassæ. *Ibid.* 76.

165. Sed tum viris, tum mulieribus nigræ pessimæ; pueris verò aqueæ. *Ibid.* 77.

166. Pestifera est ea quæ et hypostasim habet
nigram, et ipsa quoque nigra est. *Coac.* 580.

167. Aquosa verò et alba, in diuturnis morbis
perseverans, difficilem et non securam judicationem facit. *Coac.* 576.

168. Urinæ derepente præter rationem parum concoctæ, vitiosæ sunt. Atque omnino quid-
quid præter rationem coctum est in acuto, malum. *Coac.* 579.

169. Peripneumonicis perniciosa est quæ initio

coctionem exibet, verum post quartum diem tenuis evadit. *Coac.* 580.

170. Pleuriticis urina cruenta, obscura cum variâ hypostasi et indiscretâ, ut plurimum intra dies quatuordecim mortem affert. Sed illud confestim mortiferum est in pleuriticis, urinam reddi porraceam cum nigrâ hypostasi aut furfuraceâ *Coac.* 583.

Ex Sudore.

171. Sudores optimi quidem per omnes morbos acutos, qui diebus judicatoriis contingunt, et penitùs febre liberant. *Præn.* 22.

172. Boni verò quicumque toto corpore oriuntur, faciuntque ut æger morbum faciliùs ferre videatur. *Ibid.* 23.

173. At qui nihil tale efficiunt, minimè sunt utiles. *Ibid.*

174. Pessimi autem frigidi, quique circa caput tantummodò, faciem et cervicem exoriuntur. Ii namque cum acutâ febre mortem, cum mitiore verò morbi longitudinem prænuntiant. *Ibid.* 24.

175. Similiter et qui in toto corpore eodem quo et in capite modo proveniunt. *Ibid.* 25.

176. Qui verò milii formam referunt, et circa cervicem, tantùm oboriuntur, pravi. *Ibid* 26.

177. Sudores boni sunt qui guttatim, et cum exhalatione fiunt. *Ibid.* 27.

178. Causus rigore accedente solvitur. *Coac.* 135.

179. In acutis exudantes tenuiter et anxii, malum. *Coac.* 53.

Ex narium hemorrhagiâ.

180. At verò quibus in febre continuâ caput dolet, et suffusionis caliginosæ loco hebescunt oculi, aut etiam ignes micant ex oculis, et cardialagiæ loco, dextrâ aut sinistrâ hypochondriorum parte distentio quædam percipitur, doloris et inflammationis expers, his narium profluvium vomitionis loco jamjam adfuturum spes est. Sed juvenibus potiùs illud expectandum est. Iis verò qui trigesimum annum attigerint, et senioribus, minùs. *Præn.* 149.

181. Si cui febricitanti rubor in facie luceat, unàque capitis dolor prægrandis, et venarum emicet pulsus; ferè profluvium sanguinis è naribus indè venit. *Coac.* 142.

182. Qui dolore capitis gravi ad sinciput affliguntur, somni expertes, sanguinem profundunt è naribus, præsertìm si quid in cervice contendatur. *Coac.* 168.

183. Per exigua stillicidia, malum. *Coac.* 57.

184. A sanguinis fluxu, delirium, aut etiam convulsio, malum. *Aph. VII.* 9.

185. Morbus regius si antè diem septimum accesserit, malum significat; septimo autem, nono, undecimo, ac decimo quarto, judicationem affert. Dum hypochondrium non induret. Si secus contingat, res in dubium vertitur. *Coac.* 121.

Ex Parotidibus.

185. Inter acutos parotides potissimum in causis assurgunt, ac tum si febrem lege criticâ non expellant, nec ipsæ coquantur, nec sanguis fundatur è naribus, nec verò urinæ excipiant crassam hypostasim, moriuntur. Sed abscessus ejusmodi non rarò antè resident. *Coac.* 207.

187. Sed et tum febres considerare oportet num ingravescant, an verò mitescant : atque ita pronunciare. *Ibid.*

188. Quæ dolenter ad aurem assurgunt, pestifera. *Coac.* 199.

189. Si cui ex febre ardente venit parotis quæ purulenta non fiat, haud facilè superstes evadit. *Coac.* 138.

190. Ex glandularum tumoribus febres omnes malæ sunt, exceptis diariis. *Aph. IV.* 55.

191. Qui per febres lassitudinem sentiunt, iis ad articulos et juxta maxillas potissimùm abscessus fiunt. *Aph. IV.* 31.

192. Quibus sub judicationis tempus juxta aures exorta tubercula minimè suppurant, iis subsidentibus, morbi reversionem fieri contingit. *Lib. de hum.* 77.

Abscessûs prævisio.

193. Quos febres longæ exercent, iis vel tubercula ad articulos, vel dolores fiunt. *Aph. IV.* 44.

194. In longâ febre, salutariter tamen affecto

ægro ; si neque ob inflammationem aliquam , nec ob ullam aliam evidentem occasionem dolor detinet ; in hoc abscessus cum tumore, aut dolore ad articulum aliquem expectandus, maximèque in inferioribus locis. Hujusmodi abscessus magis contingere solent et breviori tempore iis qui trigesimum annum nondum attigerunt. Minimè senioribus. *Præn.* 139.

195. Attendendum verò statim ad abscessûs signa , si viginti dies febris detinens superat. Hujusmodi autem abscessus expectandus , ubi febris continua est. *Ibid.* 140.

196. In quartanam verò firmari debere, ubi intermiserit, et errabundum in modum prehenderit, et ita ad autumnum deducatur. *Ibid.* 141.

197. Quibus spes est abscessum fore ad articulos , eos abscessu liberat urina multa, et crassa, et alba. . . . Si verò etiam sanguis è naribus proruperit, brevi admodùm solvit. *Aph. IV.* 74.

198. Febricitantium non omninò leviter , permanere , er nihil minui corpus , aut etiam magis quàm pro ratione colliquari, malum. Illud enim morbi longitudinem, hoc verò debilitatem significat. *Aph. II.* 28.

Ex Metastasi.

199. Erisipelas in anginâ intùs foras converti utile , at foris intùs , mortiferum. Intùs verò convertitur, cum rubore evanescente pectus gravatur, ac difficiliùs spirat æger. *Coac.* 366.

200. Lumborum et inferiorum partium dolores qui cum febre affligunt, si iis relictis, septum transversum invadant, exitiales admodùm sunt. Adhibere igitur animum oportet cæteris signis, ut si quod aliorum signorum pravum appareat, omni spe destituatur homo. *Præn.* 118.

201. Si verò irruente ad septum transversum morbo, non alia prava signa superveniant : suppuratum hunc fore multa spes sit. *Ibid* 120.

202. Anginâ detento tumorem fieri in collo bonum. Foras enim morbus vertitur. *Aph. VI.* 37.

203. Quibus in febris assiduitate pustulæ toto corpore suboriuntur, mortiferum illud est, nisi purulento abscessu, qui hic potissimùm ad aures erumpit, periculo defungantur. *Coac.* 114.

Ex Livedine et Gangrænâ.

204. Livedines in febre mortem proximam denunciant. *Coac.* 66.

205. Præter gravitatem (corporis) si ungues et digiti livescant, mors confestim expectanda est. *Præn.* 50.

206. At omnino nigri, tum digiti, tum pedes, minùs quàm livenies, periculosi sunt. Sed alia etiam signa consideranda. Si enim facilè malum ferre videatur, et aliud quoddam ex salubribus signis adfuerit, morbus ad abscessum vergit : ita ut æger morbo quidem superesse, et partes corporis denigratæ decidere debeant. *Ibid.* 51.

Ex Cute.

207. Caput manus et pedes frigere, ventre & lateribus calentibus, malum denunciat. *Præn.* 46.

208. At corpus totum æqualiter calidum esse ac molle, optimum. *Ibid.* 47.

209. In acutis frigiditas extremarum partium, malum. *Aph. VII.* 1.

210. Ex dolore forti partium circa ventrem, frigiditas extremarum partium, malum. *Aph. VII.* 26.

211. In acutâ febre exteriora perfrigerari, interiora verò sic uri ut sitim faciant, malum. *Coac.* 115

Coctionis signa.

212. Concoctiones celeritatem judicationis, & sanitatis securitatem ostendunt. *Epid.* 1.

213. Crassiorem fieri dejectionem oportet, morbo ad judicationem properante. *Præn.* 61.

214. Quibus septimâ die crisis contingit, iis urina rubram die quartâ nubeculam habet, aliaque pro ratione. *Aph. IV.* 71.

215. Quibus in urinis citò aliquid subsidet, hi brevi judicantur. *Coac.* 598.

216. Oculorum claritas ac eorum album ex nigro aut livido clarum fieri, ad judicationem confert. Ac quo celeriùs clarescunt, eo celeriorem judicationem, at tardiùs, tardiorem significant. *Coac.* 217.

217. Judicatoria non judicantia, partim letha-
lia sunt , partim difficilis judicationis. *Epid. lib.
2. sec.* 1.

218. Quæ in febribus frustra abscessûs spem
faciunt, maligna. *Coac.* 145.

219. Iis quæ sine ratione levantur, non fiden-
dum. Nec formidanda mala quæ præter rationem
contingunt. Plurima enim horum incerta sunt ;
nec admodum perseverare, aut longo tempore
durare consueverunt. *Aph. II.* 27.

220. Quæ cum pravis signis mitescunt, et quæ
cum bonis non remittunt , molesta sunt et difficilia. *Coac.* 48.

Quibus præcipuè signis morbi acuti salu-
tares, aut periculosi dignoscantur.

221. Qui ex morbo evasuri sunt, facilè spi-
rant, dolore vacant, noctu dormiunt, aliaque
securissima habent signa. *Præn.* 126.

222. At perituri difficultate spirandi vexantur,
delirant , vigilant , cæteraque pessima habent
signa. *Ibid.* 127.

223. Quæ ex dorsi dolore principia morborum
ducuntur, difficilia. *Coac.* 309.

224. Delassatis in febribus, ad articulos, &
circa maxillas maximè abscessus fiunt. *Aph.IV.*31.

225. Convulsio in febre, manuum et pedum
dolores maligni, maligna etiam doloris à femore
sursum irruptio ; nec à genuum dolore levatio

ulla sperabilis. Quin et surarum dolores et mentis emotiones maligni. *Coac.* 30.

226. D lassati , caliginosi , vigiles , comatosi, æstu incandescentes , malè habent. *Coac.* 35.

Convalescentia firma , aut instabilis.

227. Somni arctiores placidi , firmam crisim denunciant : tumultuosi , laboriosi , instabilem. *Coac.* 151.

228. A morbo belle comedenti , nihil proficere corpus , malum. *Aph. II.* 31.

229. Quibus febres cessant , neque apparentibus solutionis signis , nec diebus judicatoriis ; iis recidiva expectanda est. *Præn.* 138.

230. Qui diuturno defuncti morbo ex animi sententiâ cibum capiunt , nec proficiunt , gravissimè relabuntur. *Coac.* 127.

231. Morborum reversionibus tentantur , quibus febre solutis vehementes vigiliæ , aut turbulenti somni , aut corporis robur solvitur , aut singulorum membrorum adsunt dolores ; et quibus febres non accedentibus solutionis signis , neque diebus judicatoriis quiescunt. *Lib. de crisib.*

232. Stomachi dolor et pulsus hypochondriorum , febre extinctâ , malum denunciant : idque cum aliàs , tum in sudatiunculâ. *Coac.* 283.

233. Quæ longo tempore extenuantur corpora , lente reficere oportet , quæ verò brevi , celeriter. *Aph. II.* 7.

Circa morbos praegnantium et puerperarum.

234. Mulierem gravidam morbo quopiam acuto corripi, lethale. *Aph.* 30.

235. Mulieri utero gerenti, si alvus multùm fluxerit, periculùm est ne abortiat. *Ibid.* 34.

236. Si praegnanti tenesmus supervenerit, abortum facit. *Aph. VII.* 27.

237. Quaecumque utero habentes febribus corripiuntur, et fortiter attenuantur sine manifestâ occàsione, difficulter pariunt et periculosè, aut abortum facientes periclitantur. *Aph. V.* 55.

238. Ante partum sub indè rigere, et citra dolorem parturire, periculosum. *Coac.* 538.

239. Uterinae durirates in alvo admodùm dolòrificae, crudeliter atque citò perniciosæ. *Coac.* 528.

240. Quæ ex partu et abortu copiosa, celeriter, cum impetu feruntur, si subsistant, molestiam exhibent. His rigor inimicus, et alvi perturbatio, praecipuè verò si doleant hypochondrium. *Coac.* 516.

Crises.

241. Quibus crisis fit, his nox accessionem praecedens gravis, subsequens verò levior plerumque. *Aph. II.* 13.

Dies decretorii.

242. F bricitantem nisi diebus imparibus febris reliquerit, solet reverti. *Aph. IV. 61.*

243. Quibus in febribus quotidie rigores fiunt, quotidie solvuntur. *Ibid. 63.* Quæ paribus diebus exacerbantur, paribus judicentur. Quorum autem exacerbationes in imparibus fiunt, ea in imparibus judicantur. Est autem primus judicatorius, ex circuitibus diebus paribus judicántibus, quartus dies, deinde sextus, decimus, decimus-quartus; decimus octavus, vigesimus; sed ex circuitibus verò in imparibus diebus judicantibus, primus est dies tertius, deinde quintus, septimus, nonus, undecimus, decimus-septimus, vigesimus primus, vigesimus-septimus, trigesimus-primus, *Epid. lib.* 1, *sect.* 3.

244. Sudores febricitantibus boni sunt et judicatoris qui cæperint die 3, 5, 7, 9, 11, 14, 17, 21, 27, 31, 34. *Aph. IV. 36.*

245. Febres judicantur die 4, 7, 11, 14, 17, 21. *De dieb. decret.*

246. Septimi quartus index. Alterius septimanæ, octavus est initium. Notandus verò undecimus: is enim quartus est alterius septimanæ. Notandus rursùm decimus-septimus. Hic enim est quartus quidem à decimo-quarto, septimus verò ab undecimo. *Aph. II. 24.*

247. Febrium judicationes iisdem numerantur

diebus, quibus et evadunt, et moriuntur homines. Nam et mitissimæ, et quæ securissimis incedunt signis, die quarto, aut antè desinunt. Maximè verò malignæ, et quæ cum gravissimis signis fiunt, quarto vel priùs interficiunt. Primùs itaque earum insultus ad hunc modum desinit, secundus ad septimum, tertius ad undecimum, quartus ad decimum-quartum, quintus ad decimum-septimum, sextus ad vigesimum. *Præn.* 122.

248. Neque verò horum quicquam integris diebus numerari potest. *Ibid.* 123.

De Pleuritidæ et Peripneumóniâ.

249. Exercitata et densa corpora celeriùs à pleuritide et peripneumoniâ intereunt quam otio dedita. *Coac.* 398.

250. Pleuriticis dolores et alvum emolliri utile, sputa colorari, nullos in pectore strepitus fieri; urinam rectè procedere. Eorum contraria difficilia sunt, et sputum dulcescere. *Coac.* 386.

251. Lateris dolor, in sputo bilioso, qui immeritò vanuit, insaniam facit. *Ibid.* 418.

252. Duobus doloribus simul fientibus, non secundùm eundem locum, vehementior obscurat alterum. *Aph.* II. 46.

253. Quibus autem pleuriticis initio quidem dolores sunt mites, quintâ aut sextâ die ingravescunt: ferè ad duodecimum perveniunt, raroque servantur. *Coac.* 387.

254. Terrificæ sunt pleuritides , in quibus do_
lorifica sursùm sunt mala. *Coac.* 381.

255. Spirationes quæ non nisi erectâ cervice
ducuntur , dirum hydropem faciunt. *Ibid.* 424.

256. Siccæ pleuritidés , et sputi expertes gra-
vissimæ. *Coac.* 381.

257. At verò sputum in pleuriticis si tertiâ die
maturari, et expui cœperit , citas facit solutiones :
si seriùs tardiores. *Ibid.* 385.

258. Expectoratum verò in omnibus morbis
qui in pulmones et latera incidunt , citò et expe-
ditè expectorari debet , sputoque flavum valdè
permixtum apparere. *Prog.* 86.

259. Etenim si multo post morbi principium,
expectoretur , aut flavum quid aut rufum , aut
quod multam tussim afferat, nec exquisite permixtum sit : deterius est. *Ibid.* 87.

260. Flavum quippe si sincerum fuerit , periculum subesse testatur. *Ibid.* 84.

261. Album autem , et viscidum, et rotun-
dum , inutile. *Ibid.* 89.

262. Malum quoque valdè viride , aut pallidum, aut spumans *Ibid.* 90.

263. At si adeò sincerum fuerit ut etiam nigrum
appareat , id illis deterius est. *Ibid.* 91.

264. Malum quoque ubi nil expurgatur , nec
se expedit pulmo , sed propter multitudinem
(sputi) fervet in gutture. *Ibid.* 92.

265. At in omnibus pulmonis inflammationibus,

si inter initia morbi sputum excernitur flavum, non multò permixtum sanguine, salutare est, & confert admodùm. *Ibid.* 95.

266. Septimo verò die ac tardiùs, non adeò securum. *Prog.* 96.

267. Pleuritides graviores sunt quæ sine divulsionibus, quam quæ cùm divulsionibus contingunt. *Coac.* 382.

268. Admodùm autem sanguinolentum, aut quod statim ab initio livescit, perniciem præ se fert. *Coac.* 390.

269. Mucosa autem et fuliginosa, tum celeriter colorantur; tum securiora sunt. *Coac. Ibid.*

270. Pectora rubris maculis supersparsa, talibus (scilicet pleuriticis) mortem subesse testantur. *Coac.* 417.

271. Omnia autem sputa mala sunt quæ dolorem non cedant. Optima quæ sedant. *Præn.* 97, 98.

272. In morbo laterali, quibus circa initia in totùm purulenta sunt sputa, ii tertia die moriuntur. Quos si superent, nec longè melius habuerint, septimo, aut nono, aut undecimo suppurati fiunt. *Coac.* 379.

273. A peripneumoniâ phrenitis, malum. *Aph. VII.* 12.

274. Qui pleuritide laborant, nisi intra dies 14, superne repurgentur, iis in empyema (id est in suppurationem) fit mali translatio. *Aph. V.* 8.

275. Horum verò locorum dolores qui neque

per

per sputorum purgationes, neque faecum alvi
dejectionem , neque venæsectionem , aut medicamenta purgantia et victûs rationem sedantur :
eos ad suppurationem tendere sciendum est.
Præn. 99.

276. Suppurationis autem initium fore ratione
comprehendere oportet, ab eo die quo primùm
æger febricitavit, aut etiam primùm rigor pre-
hendit , et si pro dolore sibi pondus inesse in eo
loco qui dolore affligebatur , dixerit. Ista namque circa suppurationum initia fieri solent. Ex hoc
igitur tempore suppurationum ruptionem fore intrà prædicta tempora expectandum est. *Ibid.* 103.

277. Quibus morbo defunctis horrores crebro
cientur , iis pro hæmorrhágiâ fit empyema , id
est suppuratio. *Coac.* 16.

278. Lateris dolor cum febre diuturnâ , pus
eductum iri significat. *Coac.* 421.

279. Qui perhorrescunt crebro, ad suppurationem deveniunt. *Ibid.* 422.

280. Qui ex morbo laterali fastidiosi fiunt ,
exudantes , cardialgici , cum facie rubicundà et
alvo liquidâ : iis suppurationes fiunt in pulmone. 423.

281. Quod si in altero tantùm latere suppuratio fuerit : tum vertere, tum ediscere ad hæc
convenit , num dolor aliquis alterum latus detineat, et num altero calidius fuerit , atque ubi in
latus sanum decubuerit , interrogare , si quod ei

pondus desuper impendere videatur. Sic enim altero latere in quo pondus extiterit , suppuratio est. *Præn.* 104.

282. At purulentos omnes his signis dignoscere oportet. Primùm quidem si febris non dimittit , verùm interdiù levior quidem , noctu verò major detinet. Et sudores multis oboriuntur , tussesque et tussiendi cupiditas ipsis inest , nihil tamen effatu dignum expuunt : oculique cavi redduntur , malæ ruborem contrahunt , et ungues quidem in manibus adunci fiunt , digiti verò , maximèque summi incalescunt , et in pedibus tumores fiunt , cibos minimè appetunt , et pustulæ toto corpore oriuntur. *Præn.* 105.

283. Raucitas cum tussi et alvo liquidâ , pus educit. *Coac.* 414.

284. Diuturnæ igitur suppurationes his indicantur signis , quibus multa fides habenda est. Quæ verò breve habent spatium , sic indicantur : si quid eorum appareant , quæ inter initia fiunt , simulque si etiam aliquanto difficiliùs spiret æger. *Præn.* 106.

285. Ex suppurationibus autem admodùm exitiales sunt , quæ sputo adhuc quidem bilioso existente suppurantur , sive biliosum illud separatim , sive unà cum pure expuatur. Idque potissimùm , si ab hujusmodi sputo suppuratio procedere cœperit, cum morbus ad diem septimum pervenerit ; qui verò talia spuit , ne deci-

mo-quarto die moriatur metus est , nisi quid boni accesserit. *Ibid.* 100.

286. At in bonis quidem signis hæc numerantur : facilè morbum sustinere , benè spirare , dolore levari , sputum sine difficultate rejicere , corpus æqualiter calidum et molle videri , sine siti esse ; urinas etiam , et alvi excrementa , et somnos , et sudores , veluti descriptum est , singula supervenire , bona existimanda sunt. His enim omnibus sic contingentibus , haud quaquam æger morietur. Quod si ex his quædam quidem contingant , quædam minimè , non ultrà decimum quartum diem æger vitam producet. *Ibid.* 101.

287. Contra verò , morbum ægre sustinere , spirationem magnam et densam esse , dolorem minimè sedari , sputum ægre rejicere , vehementem sitim esse , corpus à febre inæqualiter detineri , alvum quidem , et latera vehementer calere , fronte , manibus et pedibus frigidis ; urinas verò , et alvi excrementa , et somnos , et sudores , unaquæque qualia descripta sunt , mala esse nosse convenit. Si quid enim ex his sputo supervenerit , morietur æger , priusquam ad decimum-quartum diem perveniat , aut nono , aut undecimo die. Sic igitur conjicere oportet , quod cum sputum istud valde lethale sit , neque etiam ad decimum-quartum diem perducit. Ex his verò , tum malorum , tum bonorum sub-

ductâ ratione , prædictiones facere oportet , sic . enim quis potissimum verum assequatur. *Ibid.* 102.

288. Reliquæ verò suppurationes , magna ex parte rumpuntur , partim quidem vigesimo die , partim etiam trigesimo , quædam quoque quadragesimo , aliquæ etiam ad sexagesimum diem deveniunt. *Ibid.* 102.

289. At ex his quæ citiùs, aut tardiùs rumpuntur , sic deprehendere licet. Siquidem dolor inter initia oriatur , et spirandi difficultas , ac tussis sputatioque perseverant , et ad vigesimum diem extenduntur ; intra hoc tempus ; aut adhuc priùs ruptionem expectato. Quod si mitior dolor fuerit , iisque cætera omnia pro hujus ratione respondeant , tardiùs ruptionem sperato. *Ibid.* 107.

290. At antè puris eruptiònem , dolorem oboriri , et spirandi difficultatem , et sputi excretionem , necesse est. *Ibid.*

291. Supersunt autem ex morbo hi potissimum , quos febris eodem post ruptionem die dimisit, quique cibos celeriter expectiverint , et siti liberantur , venterque tum exigua , tum coacta dejicit , et si pus album et læve , ejusdemqne coloris fuerit , et à pituità liberum , citraque dolorem , aut tussim vehementem educatur. Sic quidem optimè et celerrimè liberantur : sin minùs , qui ad ista proximè accedent. *Ibid.* 108.

292. Moriuntur verò , quos febris non dimiserit , aut cum dimisisse videatur , iterum accenditur , et siti quidem vexantur , cibos verò non expetiverint ; et si alvus liquida dejecerit , pusque ex viridi pallidum , aut pituitâ permixtum , et spumosum expuerint. Si hæc omnia contigerint , moriuntur. *Ibid.* 109.

293. At quibus eorum partim quædam contigerint , partim minimè , ex his non nulli quidem intereunt , quidam etiam ex longo temporis intervallo supersunt. Sed ex omnibus his signis existentibus , tum in his , tum in reliquis omnibus , conjecturam facito. *Ibid.* 110.

294. Ex iis verò qui à pulmonis inflammationibus suppurantur , ferè seniores moriuntur , at ex cæteris suppurationibus juniores potiùs intereunt. *Ibid.* 117.

295. Qui ex pleuritide empyi fiunt (*id est purulenti , abscessu laborantes*) si à ruptione intra dies quadraginta sursùm purgentur , liberantur. Alioqui transeunt in tabem. *Aph. V.* 15.

296. Quibus purulentis mitiora fiunt omnia , fi posteà pus edunt fœdi odoris , iis recidiva mortifera. *Coac.* 406.

297. Ex tuberculi intùs ruptione exolutio , vomitus et animi deliquium fit. *Aph. VII.* 8.

298. Cum suppurati uruntur , si purum pus fuerit , et album , nec tetri odoris , convalescunt.

At quibus subcruentum, et cænosum, moriuntur. *Præn.* 119.

299. Quibus concutiendo pus editur cænosum, et fœdi odoris, ut plurimùm moriuntur. *Coac.* 409.

300. Quibus à pure coloratur specillum tanquam ab igne, maximam illi partem intereunt. *Coac.* 410.

301. Quibus intumuit latus, ac incaluit, si cum in oppositam partem decumbunt grave quidpiam suspensum esse videatur, pus ab unâ parte collectum est. *Ibid.* 428.

302. Inter empyicos, quibus concussis humeris multus fit strepitus, parciùs illi pus habent, quam quibus exiguus, modo spirent faciliùs, et meliùs sint colorati. At quibus ne minimus quidem infertur, sed fortis dispnæa lividique ungues, pleni sunt illi pure, ac desperati. *Ibid.* 432.

De Anginâ.

303. Angina gravissima quidem est et celerrimè interimit quæ neque in faucibus, nec in cervice quicquam conspicuum facit ; plurimùm verò doloris exhibet, et difficultatem spirandi quæ erectâ cervice obitur inducit. Hæc enim eodem etiam die, et secundo, et tertio, et quarto strangulat. *Præn.* 132.

304. Quibus Anginâ liberatis ad pulmonem

mali fit conversio, ii intra septem dies moriuntur, quos si effugerint, suppurati evadunt. *Aph.*
V. 10.

De sputo sanguinis et phtyseos periculo.

305. Tabes maximè fit ab anno octavo-deci-
mo, ad trigesimum-quintum. *Aph. V.* 9.

306. A sanguinis sputo puris sputum, à puris
sputo tabes, à tabe, mors.

307. Qui sanguinem evomunt, si sine febre
salutare, si cum febre, malum. *Aph. VII.* 37.

308. Qui sanguinem evomunt spumantem,
omnique dolore carent sub diaphragmate, à pulmone vomunt. Et quibus in ipso rupta est magna
vena, multum illi vomunt, et periculosè admodùm : et quibus minor, minùs rejiciunt, et
securiores sunt. *Coac.* 433.

309. In metu sunt maximo phtyses, quæ à
ruptione venarum crassarum, aut à catarrho è
capite contingunt *Coac.* 438.

Circâ apoplexiam.

310. Apoplectici fiunt maximè à quadragesimo
anno ad sexagesimum. *Vph. VI.* 57.

311. Qui naturâ sunt valdè crassi, magis su-
bitò moriuntur, quàm graciles. *Aph. II.* 44.

312. Torpores et stupores præter consuetudinem evenientes, futura denunciant apoplectica.
Coac. 476.

313. Quibus febre vacuis cephalagia, tinnitus aurium, unàque tenebricosa vertigo incidit, et vocis tarditas, et manuum stupor: his vel apo-plexia, vel epilepsia, aut lethargus imminet. *Coac.* 161.

314. Qui valentes, capìtis repentè doloribus corripiuntur, et protinùs muti fiunt, et stertunt, intrà dies septem intereunt, nisi febris eos pre-henderit. *Aph. VI.* 51.

315. Solvere apoplexiam fortem impossibile, levem difficile. *Aph. II.* 42.

316. In apoplecticis ex magnâ respirandi diffi-cultate subortus sudor, morrem affert. *Coac.* 479.

NOTES.

§. 2. *. 1. ON ne peut se flatter que les Médecins de différentes nations s'accordent jamais à donner constamment les mêmes noms aux mêmes fievres ; mais ne convenant pas des dénominations, il est au moins essentiel qu'ils soient d'accord, qu'ils s'entendent sur les choses. Et pour cela il est nécessaire qu'ils désignent avec exactitude et précision les fievres qu'ils veulent indiquer sous telle ou telle dénomination. J'ai parlé dans un autre ouvrage (1) des fievres malignes. J'ai tâché d'y indiquer avec exactitude les fievres que les Médecins Français sont dans l'usage de caractériser sous cette dénomination. Il ne sera pas inutile d'éclaircir, de développer encore plus mes idées sur ce sujet, et même de les rectifier à certains égards, tant pour l'instruction des jeunes Médecins, que pour faire en sorte que l'épithete maligne qui est employée souvent dans cet ouvrage, ne laisse aux étrangers aucune espece de doute sur le caractere particulier des maladies aiguës auxquèlles je l'applique.

_____

(1) Mémoires sur les fievres aiguës.

Méditant attentivement sur tout ce que je puis avoir lu ou observé sur les fievres continues aiguës, il me paroît que toutes ces maladies peuvent se rapporter à deux classes générales. Je désignerai celles de la premiere classe sous le nom de fievres inflammatoires ; celles de la seconde, sous le nom de fievres malignes. Ces deux classes de fievres sont caractérisées par les signes suivants.

Dans le cours des fievres inflammatoires, les forces vitales paroissent augmentées loin d'être affoiblies. Le pouls est habituellement étendu, développé, quelquefois petit ; mais dans l'un et l'autre cas, il a de la force. Ces fievres supportent bien la saignée. La chaleur de l'habitude du corps, la soif, le mal à la tête, le délire, la difficulté de respirer, en un mot tous les accidents qui peuvent s'y développer, répondent à peu près à la violence de la fievre, au degré de la fréquence, de la force, de la dureté du pouls. Ces fievres n'abattent pas subitement les forces animales. Si le pouls y devient mol et foible : ou ce symptome tenant à quelque cause passagere, il ne dure pas ; ou s'il persiste, c'est parce que la vie commence à s'éteindre par l'effet d'une affection grave et irrémédiable de quelque viscere. Je rapporte à cette classe la pleurésie et les autres fievres inflammatoires nommées symptomatiques, et les fievres éruptives, et enfin les fievres continues essentielles, qui présentent les signes que je viens d'indiquer.

Les fievres malignes semblent attaquer directe-
ment le principe de la vie. Dès leur commencement, les forces animales sont ordinairement abattues, de même que les forces vitales. Le pouls est
habituellement mol et foible, presque toujours
petit, enfoncé, souvent inégal. Les accidents qui
s'y développent ne répondent pas toujours au
degré de la fievre. Le délire, l'assoupissement léthargique, la difficulté de respirer, le météorisme
du bas ventre, des douleurs, un gonflement inflammatoire des hypochondres, des mouvements
convulsifs, et autres symptomes pleins de danger,
surviennent très-ordinairement dans ces sortes de
fievres, quoique le pouls demeure petit, enfoncé,
mol, foible. La saignée sur-tout réitérée, épui-
sant les forces du malade, nuit souvent, loin
d'être utile.

Tels sont les signes qui me paroissent appartenir le plus universellement aux fievres de cette
classe, qui se reconnoissent encore à nombre d'autres symptomes qui leur sont familiers, et qu'on
n'observe pas dans les fievres inflammatoires.
Ainsi le début des fievres malignes est souvent caractérisé par des nausées, par un vomissement laborieux, opiniâtre; par de vives douleurs dans
les reins, dans les cuisses, dans les jambes. Tels
sont encore le gonflement du visage, la surdité,
les soubresauts des tendons; les éruptions de parotides, de bubons inguinaires, axillaires, de

charbons, de pustules charboneuses, de phlyctenes, de taches de pourpre, de *vibices*, de lividités ; les dépôts, les érésipelles gangreneux, tous
symptomes qui survenant les uns ou les autres dans
le cours d'une fievre aiguë, en indiquent le caractere et prouvent qu'elle est de la classe des fievres
malignes. Telles sont enfin les fâcheuses impressions que ces fievres laissent quelquefois sur l'ori-
gine des nerfs. Puisque dans le nombre des personnes qui en échappent, on en voit qui demeurent plus ou moins long temps, quelquefois pour
toujours, privées de l'ouie, d'autres de la vue,
d'autres du mouvement d'un bras, d'une jambe :
d'autres enfin de la mémoire, du jugement. Ces
sortes de fievres sont souvent, mais non toujours,
plus ou moins contagicuses. Elles sont beaucoup
plus meurtrieres que les fievres inflammatoires.

Les Médecins sont à peu près d'accord sur les
fievres aiguës épidémiques qui appartiennent à la
classe des fievres malignes. On sçait qu'on doit y
ranger les fievres décrites sous les noms de peste,
de fievres pestilentielles, de fievres malignes, de
fievres malignes pourprées, de pétéchiales vraies
(1), d'exanthématiques catarrhales pétéchisantes
(2). Les fievres que produit l'infection de l'air dans
les vaisseaux, dans les prisons, dans les hôpitaux,

____

(1) Frid. Hofm. Med. rat. *tom.* 2 *chap.*
(2) *Ibid.*

se rapportent évidemment à la même classe. C'est
ce que la mauvaise disposition de nos prisons nous
a mis fréquemment à portée d'observer , dans les
différentes fievres épidémiques qui s'y sont développées par l'infection de l'air. C'est ce que prouvent également les Mémoires de Mr. Lind sur l'infection de l'air et sur les fievres qu'elle produit ;
et l'excellente description de la fievre des prisons
et des hôpitaux qu'a donnée le Chevalier Pringle.
Quoique ce célebre Anglais ne décrive pas cette
fievre sous la dénomination de maligne , il n'en
est pas moins évident qu'il pense absolument comme nous sur son caractere. « Il suit , dit-il , de ce
» que je viens de rapporter que cette maladie est
» véritablement d'une nature pestilentielle ; com-
» me il paroît par la maniere dont elle porte à la
» tête , par le découragement et l'abattement ,
» par la dépression du pouls, par les suppurations
» des glandes lymphatiques, les sueurs fétides ,
» les taches de pourpre, les mortifications, la
» contagion (1) ».

Considérant les nombreuses relations de fievres
épidémiques de ce genre qu'on trouve chez nos
Auteurs, et celles d'un certain nombre de semblables fievres sur lesquelles notre Faculté a été con-
sultée depuis une douzaine d'années ; il me paroît

____

(1) *Observations. On the diseases of the army.* 7e. *édit.
chap. VII. §. 6.*

évident que ces fievres different les unes des autres par des nuances presqu'infinies. Et l'expérience démontre que souvent ces fievres épidémiques different, pour ainsi dire, d'elles-mêmes,
et subissent des variations étonnantes sous les yeux
des Médecins qui les obsérvent : que féroces, par
exemple, au commencement, très-contagieuses,
très-meurtrieres, rapides dans leur marche, déve-
loppant les symptomes les plus funestes, elles s'a-
doucissent ensuite par degrés, deviennent moins
contagieuses, moins meurtrieres, et ne développent
plus les mêmes symptomes qu'elles avoient coutume de présenter au commencement de l'épidémie.

Toutes ces fievres épidémiques conservant donc
entr'elles une analogie très-marquée par l'abattement des forces, par le caractere dominant du
pouls, par les mauvais effets qu'y produit la saignée sur-tout réitérée, par les éruptions et les autres symptomes qui leur sont familiers ; elles different néanmoins très-considérablement les unes des
autres, à raison de leur marche, et pour ainsi
dire de leur allure ; à raison de leur durée, de
leur danger, de leur qualité plus ou moins conta-
gieuse ; à raison enfin de tel où tel symptome, de
telle ou telle éruption que présentent les unes, et
qu'on n'observe pas dans les autres. Et ces variétés
sont si nombreuses, qu'il me paroît impossible de
s'instruire suffisamment sur ces sortes de fievres,
par aucune autre voie que par l'observation et par

une méditation attentive sur les descriptions particulieres et détaillées des épidémies de ce genre
qu'on trouve chez nos Auteurs. Ceux qui, comme
Sennert, ont tâché de les renfermer et de les décrire sous les noms de peste, de fievre pestilentielle et de fievre maligne : ou, comme Hofman,
sous les noms de fievre pestilentielle, de fievres
pétéchiales vraies, et de fievres épidémiques
exanthématiques catarrhales pétéchisantes, ceux-
là, dis-je, ont bien saisi quelques unes de leurs
ndances les plus remarquables. Mais ils sont loin,
si je ne me trompe, de nous donner de justes
idées de toute l'étendue de cette classe de fievres :
ils sont loin de prévenir suffisamment leurs Lec-
teurs sur toutes les variétés qu'elles présentent.

Si l'on demande à présent quelles sont dans le
nombre des fievres sporadiques celles que les Médecins Français sont dans l'usage d'indiquer sous le
nom de fievres malignes ; je répondrai avec assurance que ce sont précisément les fievres aiguës
sporadiques qui ont une analogie évidente avec les
fievres épidémiques dont nous venons de parler.
Supposons que trois ou quatre Médecins Français
visitant un malade, et ayant d'abord caractérisé sa
maladie sous le nom de fievre putride, il survienne
ensuite ou des soubresauts des tendons, ou la surdité, ou une parotide, ou tel autre symptome du
nombre de ceux qui sont familiers aux fievres épidémiques pestilentielles et malignes : alors tenant

un autre langage , ou ils diront que la maladie a changé de caractere, qu'elle a dégénéré en fievre maligne ; ou plus sinceres, ils avoueront qu'elle a toujours été de ce genre , mais qu'ils l'ont méconnue dans le commencement.

C'est donc précisément sur leur ressemblance avec les fievres épidémiques pestilentielles et malignes, que les Médecins Français établissent l'idée qu'ils se forment des fievres malignes sporadiques. Les moins instruits ne connoissent qu'un petit nombre de points d'analogie entre ces deux sortes de fievres, comme les parotides , les taches pourprées , la surdité , les soubresauts des tendons , le charbon, et tel autre symptome ou éruption aussi manifeste. Aussi leur arrive-t-il souvent de ne reconnoître les fievres malignes sporadiques , que lorsqu'elles sont entiérement développées ; lorsque leur danger est devenu manifeste, même pour les personnes les plus étrangeres à la pratique de la Médecine. On évitera presque toujours un pareil inconvénient , en s'appliquant à connoître dans le plus grand détail tous les symptomes qui sont communs et familiers aux fievres malignes, tant épidémiques que sporadiques.

Notre usage de caractériser sous le nom de malignes, les fievres sporadiques qui ont une analogie marquée avec les fievres épidémiques pestilentielles ou malignes , prend sa source dans les écrits des Auteurs les plus respectables. J'ai fait

voir

voir ailleurs (1) que Galien reconnoissoit l'existence des fievres pestilentielles sporadiques, c'est-à-
dire, des fievres qui n'attaquant que tel ou tel indi-
vidu, ont cependant le même caractere, présentent
les mêmes symptomes que les fievres pestilentielles épidémiques. Nombre d'Auteurs ont recon-
nu, comme Galien, l'existence de ces fievres pestilentielles sporadiques : et Fernel leur ayant donné
le nom de fievres malignes, on peut croire que
c'est l'autorité de ce grand homme qui a établi
peu-à-peu, et qui a enfin consacré chez les Médecins Français l'usage de cette dénomination,
comme on peut soupçonner que c'est l'autorité
de Sydenham qui a le plus contribué à empêcher
les Anglais de l'adopter.

Je n'ajouterai rien à ce que j'ai dit dans les
Mémoires déjà cités, sur les différentes especes de
fievres malignes sporadiques. Mais je ne dois pas
terminer cette Note, sans faire observer que j'ai
cru devoir revenir sur ce que j'ai avancé dans la
section troisieme de la seconde partie de ces Mémoires, où je dis : « il vaut mieux, sans doute, il est
» plus dans le goût de la Médecine d'observation,
» de donner une idée générale de ces fievres par
» l'énumération des symptomes qui leur sont fa-
» miliers et qui servent à les faires reconnoître ;
» tels que sont le vomissement opiniâtre, les sou-

M

» bresauts des tendons , la foiblesse et l'inégalité
» du pouls, ect. ou bien , si l'on veut une défini-
» tion plus courte, on peut encore les définir des
» fievres dangereuses et meurtrieres ». Le fruit
des réflexions et des observations que j'ai faites
depuis la publication de ces Mémoires, a été de
me persuader que j'aurois dû m'en tenir à la premiere partie de cette assertion, et reconnoître que
dans le nombre des fievres *continues aiguës essentielles* dont il s'agit uniquement dans ces Mémoires, on en rencontre qui étant d'un caractere
inflammatoire, et ne représentant nullement les
symptomes qui sont familiers aux fievres malignes,
mettent cependant les malades dans le plus grand
danger. Mais je crois ne pas trop avancer, en assurant que pour une fievre aiguë essentielle de ce
genre qui tuera un malade , on observera vingt
événements de cette espece qui seront dûs à des
fievres malignes.

Indépendamment des fievres proprement dites,
il y a encore d'autres maladies aiguës qui participent quelquefois du génie, de la nature des fievres malignes, et qu'il est alors essentiel de distinguer par une épithete qui les caractérise. Tels sont
évidemment les maux de gorge gangreneux. Telles sont certaines pleurésies, certaines dysenteries,
certaines petites véroles , toutes maladies qu'on
peut distinguer sous le nom de malignes, lorsque
l'extrême et constant abattement des forces, le

caractere dominant du pouls, les mauvais effets de
la saignée sur-tout réitérée, une disposition manifeste des humeurs à la dégénération gangreneuse,
des taches de pourpre, ou autres symptomes de
cette espece, y démontrent une analogie, une
affinité, ou, si l'on veut, une complication évidente avec ces fievres meurtrieres connues et décrites sous les noms de fievres pestilentielles, de
fievres malignes.

§. 3. * 2.

Telle est la marche ordinaire des maladies aiguës, même de celles dans le cours desquelles le
pouls a le plus de force. Lorsqu'une maladie intérieure purement inflammatoire, lorsqu'une plaie
grave, lorsqu'une fracture compliquée tournent
à la mort : le pouls, de fort qu'il étoit, devient
petit, mol, foible, souvent inégal, et persiste
dans ce caractere. Bien plus, cette observation
s'étend jusqu'aux maladies chroniques. Lorsque
les forces d'un malade étant épuisées par une maladie de ce genre, son pouls prend et conserve
le caractere que nous venons d'indiquer, on peut
prédire avec assurance que sa mort est prochaine.
Elle arrive ordinairement dans la semaine : il est
rare qu'elle tarde jusqu'au quinzieme jour.

§. 5. * 3.

Pour bien juger de la force du pouls, il faut ap.

puyer les doigts à divers degrés sur le trajet de l'artere. Si le pouls a réellement de la force ; les battements de l'artere se font sentir plus vivement, à mesure qu'on appuye davantage ; mais lorsqu'il est foible, les battements de l'artere paroissent s'affoiblir, et enfin s'éteindre, à mesure que les doigts appuyent plus fortement sur l'artere.

§. 14. * 4.

Dans le cas déterminé (§. 14) il faut encore considérer si la fievre qui présente un pareil symptome est intermittente, ou si elle est véritablement continue. La syncope qui survient dans un accès de fievre intermittente, est, en général, d'un pronostic un peu moins fâcheux ; on est plus en droit de se flatter d'en prévenir efficacement le retour, par le moyen du kinkina.

§. 34. * 5.

A l'ouverture des cadavres des personnes qui ont éprouvé ce symptome à la fin de leur maladie, on trouve ordinairement les intestins presque blancs et transparents, tant ils sont gonflés et distendus par les vents.

§. 39. * 6.

Les douleurs de poitrine qui tiennent à une pareille cause, sont moins fixes, moins constantes que lorsqu'elles sont occasionnées par une véritable affection de poitrine. La toux qui les accompagne est séche : elle n'est pas constante : elle n'a souvent lieu , ainsi que la difficulté de respirer , que dans les redoublements. *Voyez le §. 61.*

§. 54. * 7.

Les ouvertures des cadavres démontrent que l'épanchement de sérosité dans la cavité du bas-ventre, ou dans celle de la poitrine , est une suite assez commune de l'inflammation mortelle des visceres qui sont contenus dans l'une ou l'autre de ces cavités. *Voyez la * 31.*

§. 59. * 8.

Tel est, à mon avis, le résultat de l'observation. Si j'en cherche la raison , il me semble la trouver dans l'expectoration, qui est le grand remede de la nature dans les maladies inflammatoires de la poitrine. On ne connoît pas d'évacuations qui lui soient aussi familieres, et qui soient aussi communément décisives, dans les inflammations du bas-ventre.

§. 80. * 9.

C'est à cette espece de délire qu'on peut appliquer ce mot de Fernel , *majoris terroris est quàm periculi* (1) , qui seroit souvent très-contraire à la vérité, si on l'étendoit à toute sorte de délires.

----

(1) *De fibr. cap.* 19.

§. 82. * 10.

Qui suprà quadraginta annos phrenitici fiunt
(dit Hipocrate) *non admodùm sanantur.* Cette
observation particuliere est sans doute du nombre
de celles qui lui ont fourni cette proposition générale : *in morbis minùs periclitantur quorum natu-*
ræ, œtati, et temperamento , et tempestati magis
affinis fuerit morbus, quàm in quibus horum nul-
li fuerit affinis. Aph. II. §. 24. On a pu remarquer
dans le cours de cet ouvrage , que cette assertion
d'Hipocrate a une application très-juste à un
grand nombre de cas de maladies aiguës. Mais je
n'ai pas cru pour cela devoir employer cet aphorisme. Énoncé d'une maniere aussi générale , il
souffre un grand nombre d'exceptions , spéciale-
ment dans les maladies chroniques.

§. 90. * 11.

Qui ad manum exiliunt, in malo sunt. Coac 75.
On n'entend pas trop le Commentaire de Duret
sur ce pronostic d'Hipocrate. Celui d'Houlier est
clair. Il applique cette expression, *qui ad manum*
exiliunt, aux soubresauts des tendons. Pour moi je
pense que l'observation nous présente une explica-
tion bien plus naturelle de ce pronostic. Dans le
nombre des phrénétiques , on en trouve qui sont
peureux, excessivement sensibles ; qui dans la
distraction, et occupés des objets de leur délire ,

si le Médecin appuie sa main sur la leur , la reti-
rent vivement , et comme étant saisis de frayeur ,
et cherchant à fuir. Ne sembleroit-il pas que l'expression d'Hipocrate, *qui ad manum exiliunt*, auroit une application bien plus naturelle au symptome dont je viens de parler, qu'aux soubresauts des
tendons? Quoiqu'il en soit , peu importe , dans le
fonds , quel est le véritable sens de ce pronostic.
Ce qu'il est intéressant de savoir , c'est que l'expérience démontre que le délire compliqué de soubresauts des tendons , en devient plus dangereux :
que celui qui est compliqué d'une excessive sensibilité , de frayeur au moindre attouchement , au
moindre bruit , est encore plus fâcheux.

§. III. * 12.

Quelques Médecins seront sans doute surpris
de me voir avancer que certaines plaies , certaines fractures , peuvent exciter des fievres qui aient
quelqu'analogie avec les fievres malignes. Mais je
les prie d'observer que je n'appuie pas l'idée que
je donne des fievres malignes, sur aucune opinion
qui soit relative aux causes qui peuvent les produire ; mais uniquement sur les symptomes qui
leur sont familiers , et dont je fais l'énumération
(* 1.). Et puisqu'on observe qu'effectivement
certaines plaies , certaines fractures excitent des
fievres où l'on voit se développer de semblables
symptomes, je ne vois pas pourquoi on refuseroit

d'accorder que ces fievres, quoique produites de causes externes, sont cependant du même genre que les fievres malignes; qu'elles ont une analogie, une ressemblance marquée avec elles. Une charrette passe sur la jambe d'un vieillard. On le porte dans son lit; on examine sa jambe : on la leve par le pied; elle ne plie pas, on ne sent aucune crépitation, on croit qu'il n'y a pas de fracture. Cependant la fievre se déclare le même jour : elle développe bientôt les accidents les plus formidables; le pouls petit, mol, foible, très-fréquent; le délire, un assoupissement léthargique. Quelques personnes de l'Art attribuent ces accidents à une fievre maligne produite par un simple effet de la peur. Cependant à mesure que les accidents graves se développent, la jambe contuse présente des signes de dépôt, de gangrene. Le malade succombe le sixieme jour. L'examen du cadavre fit voir qu'au premier pansement, si au lieu d'élever la jambe par le pied, on l'eut élevée en la prenant près du genou, la fracture auroit été sensible, la jambe auroit plié. Les parties de l'os fracturé qui faisoient effort l'une contre l'autre, et se soutenoient dans la premiere situation, ne se soutenoient nullement dans la seconde. La dissection de la jambe fit voir qu'il y avoit fracture à l'os du tibia, avec esquilles qui piquoient les parties voisines; et qui ayant excité des dépôts et la gangrene dans ces parties, ont sans doute occasionné en même-temps la fievre , les accidents qui l'ont accompagnée , et la mort.

§. 117. * 13.

Ces convulsions (épileptiques qui surviennent à la fin des maladies aiguës) sont quelquefois précédées et annoncées par un sentiment de tension dans les muscles du col , et par une douleur sans enflure ni rougeur , dans le gosier. Le nommé Agret étoit dans le cours d'une fievre continuë. Quoiqu'elle ne parut accompagnée d'aucun symptome funeste , néanmoins la physionomie du malade et sa grande foiblesse m'inquiétoient au point de m'engager à recommander à ses proches de lui faire régler ses affaires. Ce fut alors qu'il se plaignit d'une tension douloureuse dans le côté droit du col , et d'une douleur au gosier , qui fut examiné attentivement par M. Sarrau son Chirurgien ; et par moi. Nous n'y vimes rien de gonflé ni d'enflammé. Mais au moment que nous finissions cet examen , le malade tomba dans des convulsions épileptiques qui furent suivies d'un assoupissement léthargique et de la mort. Ça été sans doute l'observation de pareils cas qui a fourni à Hipocrate les pronostics suivants : *fauces valdè dolentes et œquales cum jactatione , crudeliter et citò mortiferæ. Coac.* 265. *Faucium dolor prægrandis parotides*

*et convulsiones fecit , atque cervicis et dorsi
dolores.* Ibid. 268.

§. 117. * 14.

Pour peu qu'un Médecin soit employé , il a
nécessairement de fréquentes occasions de se
convaincre de la justesse de ces pronostics , qui
font exception à la doctrine d'Hipocrate. *Coac.*
109, sur le moindre danger des convulsions qui
peuvent survenir dans les fievres , lorsque ces
convulsions attaquent de jeunes enfants jusqu'à
l'âge de sept ans. Si visitant un pareil sujet qui
seroit saisi de convulsions à la fin d'une fievre
aiguë , ou d'une fievre lente ; un Médecin fondé
sur l'autorité d'Hipocrate, annonçoit que vu l'âge
du malade , ces convulsions ne sont pas fort dangereuses : il donneroit à mon avis une preuve
tout aussi positive de son inexpérience que de son
érudition.

§. 123. * 15.

C'est chez les femmes en travail pour accou-
cher qu'on a le plus d'occasion de vérifier la justesse de ce pronostic. Lorsque le travail est excessivement douloureux et prolongé , il occasionne
très-communément des convulsions épileptiques
qui , lorsqu'elles doivent être suivies de la mort ,
se terminent en affection soporeuse apoplectique.
On voit aussi , mais infiniment plus rarement,
d'autres douleurs très-vives et prolongées , être

suivies de convulsions , d'un sommeil apoplectique et de la mort. Je soupçonne que c'étoit ce
genre de mort que vouloit indiquer Hipocrate ,
Coac. 149 , lorsqu'il dit , *qui ex dolore fiunt
aphoni , crudeliter moriuntur.*

§. 143. * 16.

J'apelle paralysie croisée , cette espece d'hémyplégie dans laquelle la jambe gauche et le
bras droit , ou la jambe droite et le bras gauche sont affectés. Cette espece d'hémyplégie est
très-rare à la vérité , mais on l'observe quelquefois.

§. 163. * 17.

Le vomissement attrabilaire est brun, noirâtre,
plus ou moins foncé , semblable à-peu-près pour
la couleur à de la suie détrempée. Ce vomissement est mortel dans les maladies aiguës , survenant dans une maladie chronique mortelle , il
annonce que la fin du malade est prochaine.
Mais on doit se garder d'en porter un pronostic
aussi funeste , lorsqu'il a lieu dans un accès de
colique attrabilaire. J'observerai donc ici en
faveur des jeunes Médecins , qu'il y a des personnes tellement disposées , soit par un vice de
leur constitution , soit par un effet de longues
erreurs dans le régime , qu'il s'engendre continuellement dans leurs entrailles une matiere de
cette espece, qui , accumulée à un certain degré ,

détermine un paroxysme de colique. Les paro-
xysmes de cette espece de colique, sont caractérisés par le vomissement d'une matiere brune,
noirâtre. pour l'ordinaire excessivement aigre,
paroissant avoir aussi quelquefois un goût affreux
de rance. On observe beaucoup de variété dans
la durée de ces accès. On en voit qui se terminent dans l'espace de quelques heures. On en
voit durer jusqu'à huit jours, sans avoir cependant des suites funestes. Je connois entr'autres un
homme auquel j'ai vu trente, quarante accès de
cette colique, dans l'espace de 28 ans.

§ 166. * 18.

La passion iliaque, maladie aiguë, est ca-
ractérisée par les signes suivants. Rien ne passe
par en bas. Le malade est presque continuellement dans les angoisses du vomissement. Chaque
fois qu'il a vomi, il se sent soulagé : mais ce
soulagement est de courte durée. La soif le presse
bientôt et l'oblige de boire. Les angoisses, les
nausées recommencent, jusqu'à ce qu'il ait vomi.
Les matieres rendues par le vomissement sont
de diverses couleurs, jaunes, vertes, plus ou
moins foncées. Mais elles ont toutes cela de
commun, qu'elles déposent une sorte de matiere
hachée, une espece de marc. A la fin de la maladie, et lorsqu'elle tend à la mort, ces humeurs
ont ordinairement une odeur fétide, stercorale.

Quelquefois même les malades vomissent quelques morceaux d'excréments formés. Mais cela est bien rare. La plupart de ceux qui succombent à cette cruelle maladie, meurent sans avoir eu de vomissement de cette espece. Une fievre aiguë se joint constamment à cette maladie, lorsqu'elle est de courte durée. Sa marche est plus ou moins rapide, suivant le degré de violence de ses symptomes. Si la fievre est vive ainsi que la douleur : si le vomissement, si les angoisses ne laissent presqu'aucun intervalle de repos ; elle se termine dans peu de jours. Elle s'étend quelquefois au dixieme, au quinzième et même jusqu'au trentieme jour, à proportion que les symptomes dont je viens de parler sont plus modérés.

S'il est essentiel de définir les maladies, de les donner à reconnoître par des signes qui se fassent appercevoir dès leur commencement, il est certain qu'on auroit tort de caractériser celle-ci par le vomissement ayant l'odeur stercorale, qui n'a lieu qu'à la fin ; encore moins par le vomissement vraiment stercoral qui, pour l'ordinaire, n'a pas lieu durant tout le cours de la maladie. Mais l'expérience me paroît démontrer, qu'indépendamment des autres symptomes, le vomissement iliaque est principalement caractérisé par cette matiere hachée, par cette espece de marc qu'il dépose.

Les accidents occasionnés par les hernies étranglées , et une infinité d'ouvertures de cadavres , démontrent que la passion iliaque est produite toutes les fois que le canal intestinal se trouve , par quelque cause que ce soit , ou resserré , ou bouché , ou comprimé dans quelqu'endroit , de manière que le libre progrès des humeurs ou des excréments vers l'anus se trouve intercepté. Admettre que cette maladie peut subsister sans une telle cause , par un simple renversement du mouvement péristaltique : appuyer un tel sentiment sur l'observation de lavements , de suppositoires rendus en pareil cas par le vomissement : ce seroit renoncer à l'expérience de tous les jours en faveur de quelques observations merveilleuses , et d'autant plus suspectes que nous ne voyons pas qu'elles soient confirmées par celles de nos Praticiens les plus employés.

Lorsque la libre communication se trouve subitement et entièrement interceptée dans quelque point du canal intestinal , la maladie qui en résulte est une passion iliaque aiguë , soit que la cause qui intercepte le passage dans cet endroit , soit une inflammation , ou une invagination de l'intestin , ou une hernie , ou un peloton de vers qui bouche l'intestin , ou des matieres stercorales durcies , ou un amas de peaux de fruits , de raisins , par exemple , de jujubes , ou de peaux de légumes tels sur-tout que les pois.

Mais s'il arrive dans quelqu'endroit du canal intestinal, que son calibre diminue peu à peu et par degrés, durant un long espace de temps, soit par une maladie de l'intestin lui-même, soit par l'effet de quelque tumeur d'une partie voisine qui le comprime : alors il survient une autre espece de passion iliaque qu'on peut appeller chronique, ou appartenant aux maladies chroniques. Cette espece de passion iliaque s'établit par degrés presqu'insensibles. Pour l'ordinaire les malades sentent en premier lieu une espece de poids, d'embarras dans quelque partie du bas-ventre, et cela toujours au même endroit, et au même intervalle de temps après le repas. Ils éprouvent du dégoût, quelquefois même de l'aversion pour les aliments. Quelque temps après le repas, leur bouche se remplit de salive qu'ils crachent en abondance. Enfin la maladie étant parvenue à son comble, ils vomissent. Ce vomissement a lieu pour l'ordinaire peu de temps après le repas : quelquefois aussi, longtemps après avoir mangé. Les matieres qu'ils rendent par le vomissement, sont les aliments plus ou moins altérés, et des humeurs glaireuses, bilieuses, de diverses couleurs, qui déposent cette espece de marc qui caractérise, comme je l'ai dit, le vomissement-iliaque. Dans celui-ci le ventre n'est pas complétement fermé ; il obéit pour l'ordinaire aux lavements, aux doux laxatifs ; aussi ce vomissement iliaque est-il chronique. Mais il n'en est pas moins funeste. Et lorsqu'il survient ce s'établit dans une maladie chronique , on doit s'attendre que le malade y succombera.

§. 186. * 19.

Ces déjections, lorsqu'elles n'ont été précédées ni de saignement de nez , ni de vomissement de sang , proviennent évidemment d'une hémorrhagie de quelques rameaux des vaisseaux mésentériques. L'observation démontre que cette hémorrhagie a souvent quelque chose de critique : qu'elle peut contribuer efficacement à la guérison des maladies ou elle survient. *Sed et existit* , dit Duret (1), *dysenteria quæ consolatur et est critica ut sanguinea ; et quæ lienosis supervenit critica est : et quæ senibus hæmorrhagiæ loco.* Si quelqu'un pouvoit douter de l'identité des déjections dont il est question dans le paragraphe qui fait le sujet de cette remarque , avec la dyssenterie de sang dont parle Duret dans ce passage , il peut s'en convaincre aisément ,. en consultant le chapitre entier d'où j'ai tiré ce passage. L'évacuation de sang par cette voie est donc quelquefois très - avantageuse , sur-tout lorsqu'elle est modérée. Mais elle est dans certain cas si considérable , que réduisant le malade au dernier degré de foiblesse, elle exige du Médecin

des

____

(1) *Annotationes in holierium de morb internis.* Cap. 43.

des secours prompts et convenables. Une abondante boisson d'oxycrat m'a paru être le remede
approprié à ce cas particulier. J'ai soin de dissou-
dre environ une once de sucre sur chaque livre
d'oxycrat, afin qu'il puisse recevoir une plus grande
quantité d'acide, sans révolter le palais ni l'estomac du malade. Lorsque Lomnius a dit (1) : *Si
ruptâ intùs venâ aut adapertâ sanguis dejicitur, is
ab inferioribus locis ferè purus fertur, parùm ni-
grescens : à superioribus autem protinùs ater, ac
liquidæ pici simillimus, quo tamen tinctı lintea
rubent : ut hâc notâ is quoque facilè dissidere ab
atrâbile possit.* Lors, dis-je, que Lomnius s'est
expliqué de cette maniere sur le sang rendu par le
fondement, il a évidemment parlé d'après ses observations ; et tout Praticien, pour peu qu'il soit
employé, peut en faire de semblables.

§. 208. * 20.

« Au commencement de Mai 1770, j'ai vu un
» homme qui ayant eu pendant cinq jours tous les
» symptomes d'une inflammation de poitrine, ma-
» ladie qui régnoit alors, lesquels accidents con-
» sistoient en une fievre aiguë, douleur de côté,
» crachats sanglants, difficulté de respirer, tomba
» dans une rétention d'urine qui jugea la maladie,
» et fit une crise subite et complette. Cette réten-

____

(1) *Observationes Medic.... ubi de jecinoris imbecillitate.*

» tion d'urine dura quatre jours, pendant lesquels
» on fut obligé de le sonder de temps en temps,
» après quoi le cours des urines s'est rétabli, sans
» qu'il ait reparu le moindre symptome de la ma-
» ladie qui avoit été terminée par cette singuliere
» crise ». Je rapporte ce fait tiré mot à mot de mes
recueils manuscrits d'observations, pour faire voir
que ce n'est pas sans fondement que j'avance que la
rétention d'urine peut servir de crise à une maladie
aiguë. J'ai vu d'ailleurs plusieurs fois la rétention
d'urine survenir dans le cours de semblables maladies, et obliger de sonder les malades plusieurs
fois, sans que ce symptome ait paru rien ajouter
de fâcheux à ceux que le malade éprouvoit auparavant, et sans qu'il ait été suivi de la mort. Je l'ai
vu aussi quelquefois dans des cas véritablement
mortels. Pour apprécier le pronostic d'un tel symptome, il ne faut donc pas le considérer seul, mais
avec tous ceux qui l'accompagnent : les peser ensemble attentivement, et porter ainsi son jugement. Et si la rétention d'urine survenant dans une
maladie aiguë en fait disparoître tous les symptomes, on doit la juger critique. J'ai cru d'autant
plus nécessaire de faire cette remarque sur le pronostic de la rétention d'urine, que le célèbre Houlier assure précisément le contraire, et paroît evi-
demment attribuer à l'ischurie fausse, ou à la suppression d'urine, tous les endroits d'Hipocrate, où
il paroît porter un pronostic favorable de l'ischu-

rie; tandis qu'il regarde l'ischurie vraie , ou la rétention d'urine qui survient dans le cours d'une fievre aiguë , comme étant constamment un signe d'excessive foiblesse et de mort prochaine (1).

§. 210. * 21.

J'ai vu effectivement des maladies aiguës , et particuliérement des inflammations de poîtrine , se terminer par de pareilles crises ; et ces sueurs complétement critiques me paroissent distinguées de celles qui viennent à la suite d'un redoublement, en ce que celles-là suivent immédiatement le frisson , sans que le malade ait , avant de suer , cette chaleur séche qui , dans les redoublements ainsi que dans les accès , se trouve interposée entre le frisson et la sueur. Je pense avec Houlier (2), que c'est de pareilles crises qu'on doit entendre ce pronostic des Coaques , *febris ardens superveniente rigore solvitur.*

§. 262. * 22.

Pour éviter toute erreur dans l'application qu'on pourroit faire de ce pronostic , nous ferons ici quelques observations sur la maladie qui fait le sujet de cette remarque , et dont on ne trouve aucune description suffisamment exacte , ni chez les anciens , ni chez les modernes.

---

(1) *Commeut. 1. coac V. lib 1.*
(2) *Com. 1. in lib. IV. coac. §. 22.*

La maladie que j'appelle simplement *rhuma-tisme*, est celle que nos Praticiens et le Public nomment souvent rhumatisme goutteux. On peut le distinguer en aigû et en chronique. Celui-là est accompagné d'une fievre aiguë, et les douleurs qu'il cause, sont beaucoup plus violentes que celles du rhumatisme chronique.

La fievre continuë aiguë qui accompagne le rhumatisme de la premiere espece, est pour l'ordinaire remittente ; ses redoublements sont marqués en quotidienne.

Des douleurs insupportables aux articulations mobiles, font le caractere essentiel de cette mala-die. Ces douleurs commencent ordinairement par les genoux, et s'y fixent pendant un jour ou deux, plus ou moins. Ensuite elles affectent suc-cessivement et comme par une espece de jeu, les différentes articulations des membres, pour l'or-dinaire plusieurs à la fois, quelquefois une seule ou deux, et reviennent souvent à plusieurs repri-ses aux articulations qu'elles avoient attaquées auparavant et abandonnées.

Ces douleurs sont si violentes qu'on voit souvent ces malades jetter un cri d'épouvante à la moindre apparence que quelqu'un puisse toucher rude-ment, ou heurter les parties souffrantes. Ces ma-lades exigent souvent, pour la même raison, qu'on tienne les draps et les couvertures éloignées de leurs genoux, de leurs pieds, au moyen d'un arc de cerceaux ; qu'on fasse avec des coussins une espece de rempart autour de leurs coudes ou de leurs poignets.

Ces douleurs ne sont pas toujours au même degré. Elles ont leur vicissitudes d'augmentation et de rémission correspondantes à celles de la fievre. Elles sont ordinairement accompagnées d'un gonflement considérable, sur-tout celles des poignets et des genoux.

La durée du rhumatisme aigû varie. Il est rare qu'il se termine dans l'espace de quatorze ou quinze jours. On le voit quelquefois s'étendre jusqu'au quarantieme, au soixantieme. Quelquefois la fievre cessant, les douleurs cessent aussi entiérement, et la convalescence est parfaite. Dans d'autres cas, la fievre étant terminée, les douleurs des articulations, quoique diminuées, continuent cependant de tourmenter le malade pendant quelques mois. Quelquefois, par l'effet de cette maladie, il s'engendre dans telle ou telle articulation, des concrétions tophacées qui en gênent ou même en abolissent la mobilité. Elle produit aussi quelquefois l'hydropysie de l'article du genou. Le gonflement qui survient à cette articulation dans le fort de la maladie, présente souvent une fluctuation sensible, et qui démontre une accumulation de synovie dans la capsule articulaire ; mais paroissant à cette époque, elle se dissipe ordinairement. Il n'en est pas de même lorsqu'elle persiste , ou survient après que la fievre a cessé. Elle est alors très opiniâtre. Quelquefois même elle résiste à tous les remedes.

Cette maladie paroît étrangere à la vieillesse et à l'enfance. J'ai cependant vu, quoique bien rare. ment, des sujets de douze ou treize ans en être attaqués. Mais elle est plus courte et moins grave à cet âge, ainsi que dans la premiere fleur de la jeunesse, jusqu'à l'âge de vingt à vingt-cinq ans.

Durant l'état de cette maladie , c'est-à-dire, lorsqu'elle est parvenue à son plus haut période , il arrive assez souvent qu'elle porte des impressions passageres sur les articulations de quelques verte-bres , sur celles de la machoire inférieure ; quel-quefois même portant sur le poumon, (vraisembla-blement sur les membranes et les ligaments qui appartiennent aux cartilages des bronches) , elle occasionne une douleur à la poitrine , la difficulté de respirer , la toux , le crachement de sang , en un mot , les symptomes d'une pleurésie ou d'une péripneumonie : quelquefois l'inégalité , l'inter-mittence du pouls. Mais quelque dangereux que puisse paroître l'état du malade dans ces sortes de cas , on ne doit pas en désespérer. L'expérience prouve que la matiere qui cause cette maladie , n'est pas disposée de sa nature à produire la suppu-ration ni la gangrene. Mais, suivant son caractere de mobilité, elle abandonne bientôt le nouveau siége qu'elle s'étoit choisi, c'est-à-dire la poitrine, pour se reporter sur les articulations des membres.

Abandonnée à elle-même , aidée simplement d'un bon régime, on ne doit pas douter que la nature ne guérit le rhumatisme aigu sans le secours de l'art. Les moyens qu'elle emploie sont ici comme dans les autres maladies aiguës , la fievre , l'hémorrhagie du nez, les évacuations par les selles, ou par les sueurs, ou par les urines. L'art imite et seconde la nature , en modérant la fievre, lorsqu'elle est excessive, par la saignée , en sollicitant à propos les évacuations par les selles , par les sueurs. Les secours de l'art sont aussi très-utiles dans cette maladie pour calmer les cruelles douleurs que souffrent les malades , et leur procurer du repos au moyen des narcotiques. Quelque respectable que soit l'autorité de Sydenham , j'ose , avec beaucoup de Praticiens , n'être pas de son avis sur l'usage des narcotiques employés sagement. Il ne paroît pas qu'ils ayent l'effet de fixer la matiere de la maladie, et de la rendre plus rebelle. La grande différence qu'on observe dans la durée, dans l'opiniâtreté de cette maladie, paroît bien plus tenir à son caractere primitif, aux dispositions particulieres du sujet, qu'à la maniere dont il est traité. Lorsqu'un homme a eu une pleurésie , il en a quelquefois une seconde , une troisieme dans le cours de sa vie. Quelquefois il en est quitte pour toujours. Il en est de même du rhumatisme.

Le rhumatisme chronique tire aussi son caractere principal des douleurs qui attaquent successivement les articulations mobiles : douleurs qui, pour l'ordinaire sont accompagnées du gonflement des parties affectées. Cette maladie est des plus opiniâtres : elle dure six mois, un an, quelquefois beaucoup plus ; quelquefois même elle tourmente les malades toute leur vie. Il est bien rare, il arrive cependant quelquefois que les malades y succombent, privés du mouvement de presque tous leurs membres, et réduits au dernier degré de maigreur par la fievre lente, et par l'influence du rhumatisme sur la poittrine. Mais il arrive bien plus souvent qu'ils en demeurent estropiés, soit par l'effet des concrétions tophacées, soit par l'hydropysie dans l'article d'un genou, quelquefois de tous les deux. J'ai vu aussi la rétraction et l'endurcissement des muscles fléchisseurs de l'avantbras, contribuer dans cette maladie à abolir les mouvements de l'articulation du coude. La jeunesse est plus sujette au rhumatisme chronique que l'âge mûr. On ne l'observe pas que je sache dans la vieillesse. Les personnes issuës de parents goutteux n'y sont pas plus sujettes que les autres. Sydenham me paroît avoir consulté exactement l'observation, lorsqu'en décrivant le rhumatisme, il dit : *æger atroci dolore nunc in hoc, nunc in illo artu infestatur, in carpis, humeris, genubus præsertim, qui locum subindè mutans, vicissim illos occupat* (1). Riviere me paroît s'éloigner un peu de l'observation, lorsqu'il dit : *non solùm articuli , sed etiam media inter articulos spatia , musculi nimirùm , ect. , rheumaticos affectus experiuntur* (2). Hoffman paroît s'en éloigner encore davantage, lorsqu'il dit : *in rheumatismo musculi cum eorum membranâ communi, et tendinibus, ubi ossibus inseruntur, gravi dolore et spasmo hinc indè in artubus aliisque corporis regionibus afficiuntur* (3). Les articulations mobiles, et surtout celles des membres, sont le véritable siege de cette maladie. Elle a à la vérité cela de commun avec la goutte, mais elle en differe d'ailleurs à tant d'égards, qu'il seroit superflu de faire remarquer ici , après nombre d'Auteurs , qu'on a eu raison de décrire le rhumatisme à part, et de le distinguer de *l'arthritis ;* dénomination consacrée à la goutte , mais sous laquelle on a évidemment quelquefois décrit le rhumatisme. Témoin ce passage du livre d'Hipocrate, intitulé des affections , où le rhumatisme aigu est décrit avec assez d'exactitude : *Arthritis morbus cum detinet, corporis articulos ignis et dolor invadit. Corripit etiam acuta. Et in alium atque alium articulum dolores acutiores, et leviores decumbunt. Hic morbus ex bile et pituitâ oritur.....et brevis quidem et acutus est : sed mi-*

---

(1) De rheumatismo.
(2) De rheumatismo.
(3) T. 2. p. 317.

nimè lethalis. Junioribusque magis quàm seniori-
bus contingere solet.... Podagra verò ejusmodi
omnium qui circà articulos oriuntur (affectuum:)
violentissimus quidem est , ac diuturnissimus.

§. 267. * 23.

Les pétéchies paroissent ordinairement du quatrieme au septieme jour de ces fievres ; elles sont
d'un rouge plus ou moins clair ou foncé , petites
comme des têtes d'épingles. Il me paroît qu'elles
excedent un peu le niveau de la peau ; mais il faut
les regarder de près et en rasant , pour s'en appercevoir. Ces exanthêmes sont ordinairement dis-
crets : il arrive quelquefois que plusieurs se réunis-
sant, ils sortent en espece de plaques plus ou moins
larges. Cette éruption se fait quelquefois sur toute
l'habitude du corps. Souvent elle n'a lieu qu'au dos,
aux reins , aux fesses. Très-mobile , souvent elle
diminue, augmente, disparoît, revient à plusieurs
reprises, durant le cours de la maladie. Elle est assez
ordinairement précédée et accompagnée d'une
toux importune ; ce qui a fait quelquefois désigner
ces fievres sous le double nom de catarrhales pétéchiales. Ces sortes de fievres ne sont pas toujours
dues à une corruption manifeste de l'air. Elles surviennent quelquefois sans qu'on puisse l'attribuer
à aucune cause connue et sensible. Si mon témoi-
gnage pouvoit ajouter quelque chose à celui de tant
de Médecins célebres qui l'ont dit avant moi,

j'ajouterois encore ici que l'expérience démontre évidemment que cette espece d'éruption est due au caractere spécial de la fievre qui la produit, et non au régime particulier qu'òn fait observer aux malades. Jusqu'à présent, je n'ai observé ici de pareilles fievres qu'en hyver, ou au commencement du printemps.

§. 268. * 24.

Les taches de pourpre n'excedent pas le niveau de la peau. Elles sont ordinairement circulaires, grandes à peu près comme celles que produisent les piquures de puces. Elles en different néanmoins comme tout le monde sait, en ce que celles-ci ont leur centre marqué par un petit point qu'on n'observe pas au centre des taches de pourpre. Elles en different encore par la couleur : celle des taches de pourpre étant ordinairement plus foncée, quelquefois même vineuse, tirant sur le violet. On peut soupçonner avec fondement que nos Auteurs ont quelquefois confondu les fievres pourprées avec les pétéchiales ; quoique ces deux sortes d'exanthêmes different très-sensiblement l'un de l'autre, et au point qu'à la fin de certaines fievres pétéchiales mortelles, on voit quelquefois sortir des taches de pourpre, qui placées à côté des pétéchies, s'en distinguent très-aisément et au premier coup d'œil.

Lorsqu'une piquure de puce est un peu ancienne , son disque s'efface : il ne reste de coloré que le point où l'insecte a piqué. Mais lorsque cette piquure est fraîche , ce point est environné d'un disque couleur de rose et circulaire , presqu'aussi large qu'une lentille. Les véritables pétéchies , lorsqu'elles sont discrettes , ressemblent davantage aux piquures de puces un peu anciennes : les taches de pourpre , aux piquures fraîches des mêmes insectes.

Le miliaire étant jusqu'à présent étranger au bas Languedoc où j'exerce la Médecine , et ne pouvant en parler que d'érudition , j'ai cru devoir renvoyer sur cette espece d'éruption , et sur la fievre qu'elle caractérise , aux nombreux Auteurs qui en ont traité.

§. 274. * 25.

J'ai connu une personne qui , toutes les fois qu'elle essayoit de manger des fraises , éprouvoit , dans le temps de la digestion , un frisson très-fort , ensuite une fievre vive , et l'éruption d'une porcelaine abondante , avec grande démangeaison : symptomes qui se calmoient dans l'espace de quelques heures. J'ai vu un Étudiant en Médecine qui ayant bu à son goûter un peu trop de vin muscat , eut une indigestion avec frisson , fievre , éruption d'une porcelaine , qui portant aussi sur les téguments de la face , le défiguroit au point de le rendre tout-à-fait méconnoissable , et de l'alarmer ainsi que toutes les personnes qui étoient auprès de lui. Le lendemain matin il ne restoit pas la moindre trace de cette indisposition. Nous donnons en France le nom de porcelaine à cette espece d'éruption qui ressemble à celle qu'on voit paroître sur les parties du corps qui ont été piquées par des orties.

§. 319. * 26.

Ainsi dans la fievre remittente soporeuse, lorsque sa marche est double tierce, ce seroit donner une preuve d'inexpérience, que de fonder quelqu'espoir d'une heureuse issue de la maladie, sur l'observation du petit redoublement dont les accidens auroient paru moins fâcheux que ceux qui se seroient développés dans le grand redoublement qui auroit précédé. Mais dans toutes les fievres qui ont une semblable marche, dans l'hémitritée, il faut comparer entr'eux les grands redoublements qui se répondent de deux jours l'un, et examiner s'ils vont en augmentant de violence, ou en diminuant.

§. 322. * 27.

Nombre d'Auteurs ont fait, mal à propos, de ce symptome une espece particuliere de fievres, qu'ils ont nommée lypyrie. L'observation les désavoue. Elle démontre que ce symptome n'est essentiel à aucune espece de fievre, mais qu'il survient assez souvent à la fin des fievres aiguës, soit inflammatoires, soit malignes, lorsqu'elles tendent à la mort.

(206)

§. 385. * 28.

Telle étoit la pratique de Sydenham dans la peste
de Londres. Ayant remarqué que la sueur étoit
une des crises par lesquelles la nature terminoit
heureusement cette maladie, il conçut qu'il n'étoit
pas impossible de déterminer cette crise par le
secours de l'art. Il commençoit par calmer, au
moyen de la thériaque, les nausées qui tourmen-
toient le malade ; il le faisoit ensuite bien couvrir,
et lui donnoit des décoctions sudorifiques.

§. 415. * 29.

M. de Haën a fait une dissertation sur les jours
critiques (1), dont la conclusion est entiérement
contraire à mon sentiment. La célébrité dont jouit
cet Auteur, m'impose la nécessité de discuter les
motifs qui décident son avis sur cette importante
matiere.

J'ai rapporté (*Hip.* 242 *et suiv.*) les différents passages où Hipocrate est en contradiction avec lui-
même au sujet des jours critiques. Ces assertions
opposées se trouvant dans des ouvrages également
estimés et regardés comme légitimes, on ne peut
qu'être embarrassé à découvrir et à déterminer
qu'elle a été sa véritable doctrine sur ce sujet.
Galien a tâché de concilier ces passages, ou plu-

____

(1) *Rat. Med. part.* 1.

tôt de déterminer ceux auxquels nous devons ajouter foi de préférence. Et ce sont , selon lui, ceux dans lesquels Hipocrate nomme le quatrieme , le septieme , le onzieme , le quatorzieme , le dix-septieme et le vingtieme , comme les principaux jours critiques.

Cette solution ne suffit pas à M. de Haën. Rejettant ces contradictions sur la négligence et la précipitation des copistes qui auront aisément et souvent écrit une lettrenumérique pour une autre : et par conséquent indiqué un jour pour un autre : il en conclut que si nous n'avions pas d'autre moyen pour décider la question des jours critiques , que la conciliation de ces passages contradictoires , cette question demeureroit nécessairement dans l'incertiude. Mais nous avons, ajoute-t-il , deux autres moyens de parvenir à la décider. Nous pouvons consulter pour cela les observations d'Hipocrate. Nous pouvons aussi consulter notre propre expérience. Voici son résumé des observations cliniques d'Hipocrate , relativement aux jours critiques.

Sur deux cents cas.

Le troisieme jour a donné sept crises ,
$\left\{\begin{array}{l}\text{3 bonnes ,}\\\text{3 mauvaises ,}\\\text{1 bonne, mais incertaine quant au jour.}\end{array}\right.$

| *jours.* | *crises.* |

Le 4 . . . 12. { 6 bonnes,
6 mauvaises.

Le 5 . . . 15. { 4 bonnes,
5 avec récidives,
4 mauvaises,
1 mortelle, mais douteuse quant au jour.

Le 6 . . . 25. { 13 mortelles,
11 avec fortes récidives,
1 incertaine, si elle appartient au sixieme, bonne cependant.

Le 7 . . . 28. { 11 mortelles,
8 parfaites,
9 incertaines, ou avec récidives.

Le 8 . . . . 4. { 1 bonne,
2 mortelles,
1 avec récidive. Il en étoit de même de toutes les maladies de cette constitution.

Le 9 . . . . 6. { 3 mortelles,
1 avec récidive,
2 bonnes.

Le 10 . . . 3. { 2 mauvaises,
1 avec récidive.

Le 11 . . . 9. { 3 mauvaises,
4 bonnes,
2 ou douteuses, ou avec récidive.

Le

jours.   crises.

Le 12 . . . 5. $\begin{cases} \text{2 mortelles,} \\ \text{1 bonne,} \\ \text{2 imparfaites.} \end{cases}$

Le 14. . . 19. $\begin{cases} \text{3 mauvaises,} \\ \text{15 bonnes,} \\ \text{1 avec récidive.} \end{cases}$

Le 15 . . . 2. $\begin{cases} \text{1 bonne,} \\ \text{1 mauvaise.} \end{cases}$

Le 16. . . . . 1 mauvaise.

Le 17 . . . 8. $\begin{cases} \text{6 bonnes,} \\ \text{2 mauvaises.} \end{cases}$

Le 18 . . . 2. $\begin{cases} \text{1 bonne,} \\ \text{1 douteuse.} \end{cases}$

Le 19. . . . . 1 bonne.

Le 20. . . 16. $\begin{cases} \text{10 bonnes,} \\ \text{1 imparfaite,} \\ \text{5 mauvaises.} \end{cases}$

Le 21. . . . . 1 mauvaise.

Le 22 . . . 2. $\begin{cases} \text{1 bonne,} \\ \text{1 avec récidive.} \end{cases}$

Le 23 . . . 1. $\begin{cases} \text{Il est douteux qu'elle appar-} \\ \text{tienne à ce jour.} \end{cases}$

Le 24 . . . 4. $\begin{cases} \text{2 mauvaises,} \\ \text{1 bonne,} \\ \text{1 avec récidive.} \end{cases}$

Le 25 . . . 1. $\begin{cases} \text{Mauvaise. Il est douteux qu'el-} \\ \text{le appartienne à ce jour.} \end{cases}$

O

jours.		crises.
Le 27 . . . 2.	{	1 bonne, 1 mauvaise.
Le 29 . . . 1.	{	Avec récidive jusqu'au 40ᵉ. jour. Il en étoit de même de toutes les maladies de cette constitution.
Le 34 . . . 2.	{	1 bonne, 1 mortelle.
Le 40. . . 12.	{	8 bonnes, 2 mortelles, 2 douteuses, ou avec récidive.
Le 51		1 bonne.
Le 67		1 mauvaise.
Le 70 . . . 2.	{	1 peut-être bonne, 1 mauvaise.
Le 75		1 bonne.
Le 80 . . . 4.	{	3 bonnes, 1 mortelle.
Le 100		1 bonne.
Le 120		1 mauvaise.

Usant de la liberté qui est si nécessaire dans la recherche de la vérité, j'espere qu'on me permettra quelques réflexions, tant sur ce résumé considéré en lui-même, que sur les conclusions que M. de Haën en déduit.

S'il ne veut pas qu'on fasse attention aux passages contradictoires sur les jours critiques, qu'on

trouve dans les ouvrages dogmatiques d'Hipocrate, sous prétexte que les copistes les auront
con idérablement altérés, en écrivant souvent
une lettre numérique pour une autre : en indiquant
autant de fois un jour pour un autre, comment
n'a-t-il pas remarqué que la même difficulté retom-
boit sur les observations cliniques ? Comment n'a-
t-il pas vu que persuadé que les copistes ont fait
plusieurs fautes dans la transcription de cinq ou
six passages, on doit croire également qu'ils en
ont fait un grand nombre de la même espèce dans
la transcription de deux cents observations ? qu'ils
y ont souvent indiqué un jour pour un autre ; de
maniere qu'on ne puisse faire aucun fonds sur ces
observations, pour fixer la doctrine des jours critiques ? Il faut donc opter, ou admettre les passages
contradictoires sur les jours critiques, qui se trouvent dans les ouvrages dogmatiques d'Hipocrate :
chercher, comme Galien, à les concilier, ou plutôt à se décider sur ceux de ces passages auxquels
nous devons ajouter foi de préférence. Ou si l'on
veut qu'ils soient totalement altérés par la négligence et la précipitation des copistes, il faut
croire que les observations le sont également
à cet égard, et par conséquent renoncer à en
déduire la doctrine des jours critiques.

Il paroît, quoique M. de Haën ne le dise pas
expressément, qu'il a extrait ces deux cents observations des épidémies d'Hipocrate. On sait tout

le cas que font les Médecins du premier et du
troisieme de ces Livres , où sont contenues les relations détaillées de quarante-deux fievres aiguës.
Le deuxieme , le quatrieme et le sixieme Livre
des épidémies , ne peuvent soutenir aucune comparaison avec ceux que je viens de citer. Nos critiques les croient supposés , ou du moins recueil-
lis., d'observations informes qu'on aura trouvé
dans les papiers d'Hipocrate. Le cinquieme et
le septieme sont plus dignes de lui être attribués.
Ils contiennent des observations inté ressantes.
Mais un nombre considérable de celles qu'on
trouve dans le cinquieme , sont répétées mot à
mot dans le septieme.

Il eut donc été à desirer que M. de Haën fixât
un peu mieux le degré de confiance qu'on doit à
son résumé , en nous éclairant sur les endroits des
épidémies d'Hipocrate , où il a puisé les cent cin-
quante-huit observations de fievres aiguës , qu'il
joint et confond dans son résumé avec les quarante-deux observations détaillées et si célébres
qui se trouvent dans le premier et le troisieme
Livre. Les Médecins qui voulant peser attentivement ses raisons et les nôtres , auront la patience
de lire le second et les quatre derniers Livres des
épidémies , y trouveront difficilement le nombre
nécessaire d'observations suffisamment claires et
détaillées pour mériter d'être confondues avec les
quarante-deux qui se trouvent dans le premier et le

troisieme Livres, et pour former avec elles la somme de deux cents observations qui, comme le veut M. de Haën, puissent servir de base solide à la doctrine des jours critiques. Il a senti lui-même cette difficulté : *Nemo*, dit-il, *authoritatem hujus doctrinæ pondusque indè labefactari autumet, quod ad eamdem probandam non nulla sunt ex ejusmodi petita operibus quorum Hippocratis ne sint, an aliorum, sit dubia fides.* Il y répond en disant que sur soixante dix Livres ou dissertations qui forment tous ses ouvrages, il n'y en a que vingt-quatre que nos critiques assurent n'être pas de lui, mais avoir été rassemblés de ses papiers par ses fi's Thessalus et Draco, et par son gendre Polybe : et que Galien, Celse et les plus dignes Commentateurs d'Hipocrate, faisoient le plus grand cas de la plupart de ces ouvrages. Mais on se contentera difficilement d'une réponse aussi vague. Voyez ce que dit M. de Haller sur le second et les quatre derniers Livres des épidémies, dans son édition des principes de la Médecine. Voyez aussi le Commentaire de Galien sur le second Livre des épidémies.

Les conséquences que M. de Haën tire de ce résumé, sont-elles bien exactes ? Ce résumé, supposant que toutes les observations dont il est tiré fussent également exactes et authentiques, démontreroit-il effectivement la solidité, l'utilité de la doctrine des jours critiques ? C'est encore ce qui nous reste à examiner.

– « Tout bien considéré, dit-il, l'aphorisme 24 ;
» sect. 2 (1), est celui qui est le plus d'accord avec
» les observations d'Hipocrate, et qui par consé-
» quent a été le moins altéré. Selon ces observa-
» tions, le troisieme, le quatrieme, le cinquieme,
» le septieme, le neuvieme, le onzieme, le qua-
» torzieme, le dix-septieme, le vingtieme, le qua-
» rantieme, sont les principaux jours critiques ».

Il y a une contradiction évidente entre ces deux
assertions. Si l'aphorisme cité par M. de Haën est
celui qui est le plus d'accord avec les observations ; s'il a été le moins altéré, la doctrine d'Hipocrate sur les jours critiques, telle que Galien
paroît l'avoir fixée, (*voyez le §. 391 :*) est donc
conforme aux observations. Et on doit rayer du
nombre de ces jours le troisieme, le cinquieme
et le neuvieme, dont il n'est fait aucune mention
dans cet aphorisme. Et si ces jours doivent être
mis au rang des jours critiques, il faut convenir
que cet aphorisme est un de ceux qui ont été le
plus altérés. Et l'aphorisme 36, sect. 4 (2), le
seroit beaucoup moins.

L'article de ce résumé qui concerne le huitieme

____

(1) *Index septimi quartus, sequentis septimanæ octavus initium. Spectandus etiam est undecimus, si quidem is secundæ septimanæ quartus est. Rursumque decimus septimus spectandus : is enim à quarto decimo quartus est, et ab undecimo, septimus.*

(2) *Sudores febricitantibus boni sunt et judicatorii qui cœperint die 3á, 5á, 7á, 9á, 11á, 14á, 17á, etc.*

jour, est-il donc assez notablement différent de celui qui concerne le neuvieme , pour nous autoriser à mettre celui-ci au nombre des principaux jours critiques , et à en exclure le premier ?

Nommerons-nous simplement jours critiques ceux auxquels les maladies aiguës se terminent le plus communément , soit en bien , soit en mal ? Ou prenant cette dénomination en bonne part , n'appellerons-nous critiques que les jours qui méritent d'être remarqués par la fréquence et par la solidité des crises heureuses qui s'y operent ? Prenant, comme tout le monde, cette expression dans ce dernier sens, il faut avouer que le tableau d'observations que présente M. de Haën , dérange et contrarie singuliérement les idées que nous donnent au sujet des jours critiques , tous les Médecins attachés à cette doctrine.

Le septieme jour si fameux parmi les jours critiques : ce jour que Galien comparoît à un Prince bienfaisant , paroît ici sous un aspect bien différent. Onze morts pour huit crises parfaites , nous mettent en droit de le considérer comme un jour éminemment redoutable, et dans lequel la nature travaille autant à détruire les malades qu'à les conserver.

Les observations qui se rapportent au troisieme, au quatrieme, au neuvieme et au onzieme jours , donnent lieu aux mêmes réflexions.

Suivant la doctrine de Galien et de tous ses

Sectateurs, le quatrieme jour est , selon Hipocra‑
te , un des jours critiques les plus remarquables.
Le cinquieme n'est pas mis au rang des jours criti‑
ques. La table d'observations. d'Hipocrate que
nous présente M. de Haën, donne sur ces jours des
idées toutes différentes. Le cinquieme jour y est
présenté comme plus éminemment critique et plus
favorable que le quatrieme , puisque celui-ci a vu
autant de morts que de crises heureuses et solides :
tandis que sur le même nombre de cas , le cin‑
quieme a eu un tiers de morts , un tiers de crises
solides , et un tiers de crises imparfaites.

Le troisieme et le neuvieme jours que M. de
Haën met au nombre des jours critiques, sont pa‑
reillement exclus de ce rang par presque tous les
Médecins hipocratiques qui ont été attachés à la
doctrine des jours critiques.

S'il m'étoit permis de tirer aussi mes conséquen‑
ces d'un pareil résumé, le supposant pris d'obser‑
vations authentiques et suffisamment détaillées, je
dirois qu'il prouve que les périodes de 3 , de 4,
de 5 , de 6 , de 7 , de 11 , de 14 , de 17 , de 20
jours, ont été les plus communes dans les cas de
fievres aiguës , qui font le sujet de ces observa‑
tions. Que le quatorzieme jour a été sans contre‑
dit le plus heureux ; en suite le vingtieme , et en
troisieme lieu le dix-septieme. Qu'il resteroit seu‑
lement à examiner si les maladies qui ont été ter‑
minées heureusement ces jours-là , l'ont toutes été

par des crifes qui ayent commencé et fini ces mêmes jours , ou si elles se sont terminées par voie de solution (1); si lorsqu'Hipocrate dit d'un malade, *judicatus est* , cette expression signifie toujours uniquement une crise proprement dite , et s'il ne l'a pas manifestement et souvent étendue aux crises par voie de solution.

Il suivroit encore de ce résumé, que le septieme et le onzieme ont procuré , à la vérité , des crises parfaites , ainsi que le troisieme , le quatrieme et le cinquieme ; mais que les morts survenuës les mêmes jours , sont en telle proportion avec les crises heureuses, qu'on n'oseroit mettre ces jours au nombre des jours critiques heureux. Qu'il seroit donc très-imprudent de régler, le moins du monde , le pronostic et le traitement d'une maladie aiguë , sur la considération de tel ou tel de ces jours nommés critiques , auquel elle paroîtroit devoir se terminer : puisque cette considération n'est , en aucune maniere, capable de nous rassurer, et qu'elle devient nulle en comparaison de toutes celles dont nous avons parlé (§. 414.)

Ne pourrions-nous pas aussi conclure de ce résumé, qu'en général on doit redouter les fievres aiguës dont les symptomes graves se développent assez rapidement , pour les mettre dans le cas de se terminer du quatrieme au septieme jour: puis-

___

(1) Voyez les §. 406, 407.

que ce sont ces quatre jours qui donnent , sans comparaison le plus grand nombre de morts , et que celles qui se prolongent jusqu'au quator-zieme sont infiniment moins meurtrieres. *Voyez le §. 305.*

Nous devons encore considérer l'influence que le hazard, que la combinaison fortuite des cas , peut avoir sur les résultats de tels résumés, et sur les conséquences auxquelles ces résultats peuvent donner lieu. Prenons pour exemple la collection des 42 observations authentiques et détaillées qui se trouvent dans le premier et dans le troisieme livre des épidémies ; et formons du résumé de leurs terminaisons , la table suivante.

Sur quarante-deux cas.

Le deuxieme jour a donné une crise.	1 mort. Le neuvieme malade du livre premier.
Le 3 . . . . . 1.	1 crise heureuse. Le 11e. malade , liv. 3 , sect. 3.
Le 4 . . . . . 4.	3 morts. Le 7e. malade, liv. 3, sect. 2 , le 4e. et le 5e. du livre 3 , sect. 3.
	1 crise heureuse. Le 6e. malade , liv. 3 , sect. 3.
Le 5 . . . . . 3.	1 crise heureuse , un peu imparfaite. Le 7e. malade, liv. 1.
	2 morts. Le 8e. du liv. 1. Le 4e. du liv. 3 , sect. 2.

jours.   *crises.*

Le 6 . . . . 3. { 1 crise heureuse. Le 12ᵉ. malade du liv. 3 , sect. 3.
2 morts. Le 1.ᵉʳ et le 11ᵉ. malade du liv. 1.

Le 7 . . . . 3. { 3 morts. Le 8ᵉ., le 10ᵉ. et le 11ᵉ. du liv. 3 , sect. 2.

Le 9 . . . . 1. { 1 crise avec récidive. Le 3ᵉ. du liv. 1.

Le 10 . . . 2. { 1 crise heureuse par expectoration. Le 1.ᵉʳ malade du liv. 3.
1 mort. Le 3ᵉ. de la sect. 3 du liv. 3.

Le 11 . . . 3. { 1 crise heureuse. Le 14ᵉ. malade du liv. 1.
2 morts. Le 2ᵉ. et le 12ᵉ. du liv. 1

Le 14 . . . 2. { 1 sueur et vomiss. criti. vers le 14ᵉ. jour. Le 13ᵉ. malade du liv. 1.
1 mort. Le 12ᵉ. malade , sect. 2 du liv. 3.

Le 17 . . . 3. { 1 crise heureuse. Le 3ᵉ. malade du liv. 1.
2 morts. Le 6ᵉ. du liv. 3, sect. 2, le 14ᵉ. du liv. 3 , sect. 3.

Le 20 . . . 2. { 1 crise heureuse. Le 5ᵉ. malade , sect. 2 du liv. 3.
1 mort. Le 4ᵉ. du liv. 1.

jours.   crises.

Le 24 . . . 2. { 1 crise heureuse. Le 10e. malade, sect. 3 du liv. 3. 1 mort. Le 16e. malade, sect. 3 du liv. 3.

Le 27 . . . 2. { 1 crise heureuse. Le 7e. malade du liv. 3, sect. 3. 1 mort. Le 2e. du liv. 3, sect. 1.

Le 34 . . . 2. { 1 crise heureuse. Le 8e. malade, sect. 3, liv. 3. 1 mort. Le 13e. de la sect. 3, liv. 3.

Vers le 40. 2. { 2 crises heureuses. Le 10e. malade du liv. 1, le 3e. du liv. 3, sect. 1.

Le 80 . . . 3. { 2 crises heureuses. Le 5e. malade du liv. 1, et le 6e. 1 mort. Le 2e. nieme du liv. 3, sect. 3.

Le 120 . . 2. { 1 crise heureuse. Le 9e. malade, sect. 3 du liv. 3. 1 mort. Le 1.er malade de la sect. 3 du liv. 3.

En tout, 41 observations, 23 morts.

Le jour de la mort du 7.e malade de la 3.e sect. du 3.e livre, n'est pas indiqué.

Un coup-d'œil sur cette table, suffit pour nous faire appercevoir que si M. de Haën eût appuyé ses résultats sur ces seules quarante-deux observations il en eut nécessairement tiré des conséquences tout-à-fait contraires à la doctrine des jours critiques. Il eût dit que le septieme étoit le plus mauvais de tous, puisqu'il donne trois morts, et pas une seule crise heureuse. Le sixième eût été moins fâcheux : pour deux crises funestes, il en a donné une parfaite. Le cinquieme qui dans ce résultat, donne une crise heureuse pour trois funestes ; le neuvieme qui n'a vu terminer aucune de ces maladies ; enfin le quatorzieme jour, qui en a vu terminer une heureusement, et une autre par la mort, eussent été rayés de la liste des jours critiques. Cette table n'auroit indiqué aucun jour critique.

Si le hazard a pu combiner ces quarante deux cas de cette maniere, on conçoit aisément qu'il eût pu fournir deux, trois cents cas combinés de maniere à fournir des résultats pareils, et tous différents de ceux du résumé de M. de Haën.

Ces réflexions suffisent pour faire sentir combien ce résumé de M. de Haën est loin d'avoir démontré la vérité et l'utilité de la doctrine des jours critiques. Si quelque chose pouvoit nous ramener à son opinion, c'est qu'il finit en nous assurant que son expérience est conforme à sa doctrine. Mais la conviction intérieure l'emporte sur l'autorité de cet homme respectable ; et je m'en tiens à ce que j'ai dit au §. 414, que je crois conforme à l'expérience et à la vérité.

(222)
§. 432. * 3c.

Les ouvertures des cadavres démontrent que
dans ces sortes de cas, il ne faut pas se presser
de conclure qu'il y a métastase ; que l'inflammation ayant abandonné le poumon, elle s'est portée
sur le cerveau ou sur ses méninges. Après de tels
symptomes, les ouvertures des cadavres présen-
tant souvent un cerveau très-sain, mais une partie plus ou moins considérable du poumon, enflammée, gangrenée.

§. 441. * 31.

*Spirationes quæ non nisi erectâ service ducun-
tur hydropem faciunt.* Hip. Coac. 424.

Un maçon étoit au douzième jour d'une pleurésie. Il paroissoit être un peu soulagé, lorsqu'il fut
saisi d'une difficulté de respirer si violente, qu'elle
l'obligeoit de se tenir assis sur son lit, respirant
encore avec beaucoup de peine et d'efforts, même dans cette situation. Ayant appellé en consultation deux de mes Confreres, et un des plus ha-
biles Chirurgiens de cette Ville, nous convinmes,
à la vérité, qu'il y avoit de fortes raisons de soupçonner un épanchement dans la cavité de la poitrine. Mais néanmoins l'opération de l'empyeme
proposée sur ces signes d'épanchement, fut
rejettée. Le malade mourut en moins de 24
heures. Ses parens me permirent seulement de

plonger un scalpel dans un espace intercostal du côté où l'on étoit en droit de soupçonner l'épanchement. Il en jaillit une sérosité blanchâtre avec tant de force qu'elle s'éleva à la hauteur de trois à quatre pouces.

Cette observation, et celles du même genre qu'on trouve dans Morgagni (1), nous découvrent le sens clair et naturel du pronostic 424 des Coaques, que les Commentaires de nos meilleurs Auteurs n'avoient fait que rendre encore plus obscur. L'épithete σκληρον qu'Hipocrate y applique à l'hydropisie, peut s'entendre de deux manieres, au propre, et au figuré. Hipocrate s'en est servi dans ces deux sens (2). Nos Auteurs l'ont pris dans le sens propre, et ils ont traduit ce pronostic de cette maniere : *orthopnæam facit hydrops durus.* Plusieurs ont traduit *siccus.* Or j'avoue que je ne conçois pas ce que c'est qu'une hydropisie dure. Je ne concevrois pas davantage quel rapport pourroit avoir l'hydropisie seche, la tympanite, avec cette espece de difficulté de respirer. Mais prenant l'adjectif σκληρον au figuré : *orthopnæam facit, dirus hydrops.* Alors le sens de ce pronostic devient très-naturel ; et ce pronostic se trouvant dans cette partie des Coaques, où Hipocrate expose les

(1) *De sedib. et causis. epist.* 21. §.34.
(2) Voyez l'*œconomia hipocratica* de Foesius, au même mot grec.

signes qui sont particuliers aux inflammations de poitrine, on ne peut s'empêcher de penser qu'il l'a déduit d'observations semblables à celle que nous avons rapportée. Remarquons encore que ce pronostic des Coaques a un rapport intime avec le quatorzieme des prénotions qui est conçu en ces termes : *Quod si dum morbus viget, ægrotus velit residere, hoc in omnibus acutis malum, in pulmoniis verò pessimum.* Le pronostic de ce symptome est le même dans ces deux ouvrages ; mais dans les Coaques, Hipocrate insinue de plus, que ce symptome dépend d'un épanchement de sérosité.

Quelle est la conduite qu'un Médecin doit tenir en pareilles circonstances ? Doit-il abandonner le malade ; ou seroit-il de son devoir de tenter de le guérir par l'opération de l'empyeme ; ou du moins par la ponction à la poitrine ? Question également importante et délicate, et à laquelle on ne peut répondre convenablement qu'en examinant en particulier les cas qui ayant de commun cette espece de difficulté de respirer, different cependant très-essentiellement les uns des autres, relativement au succès qu'on peut se promettre d'une semblable opération.

On doit observer en premier lieu, que l'orthopnée survenant dans une inflammation de poitrine, donne lieu de soupçonner, à la vérité, mais ne démontre pas qu'il y ait un épanchement ; que ce symptome

symptome peut être aussi produit par une inflammation forte des deux lobes du poumon, peut être
aussi par des concrétions polypeuses qui se forment si souvent dans le cœur ou dans les gros vaisseaux, à la fin de ces maladies, lorsqu'elles sont
mortelles. On peut en voir un exemple dans
Morgagni (1).

Il ne suffira donc pas que l'orthopnée survienne
dans une pareille maladie, pour nous mettre dans
le cas de décider s'il convient ou non de mettre en
usage l'opération de l'empyeme, ou la paracenthese. Mais il faut examiner encore si à ce symptome s'en joignent d'autres qui confirment le soupçon d'épanchement. Ces symptomes confirmatifs
sont principalement un sentiment de pésanteur
incommode que le malade éprouve à la partie
inférieure de la poitrine, une espece de bouillonnement, de frémissement intérieur qu'on sent
dans les mouvemens de la poitrine, en tenant la
main appliquée dessus.

Il me semble enfin que l'orthopnée causée par
un épanchement de sérosité, survient brusquement, et quelquefois dans le moment où le malade paroissoit donner des espérances d'une prochaine guérison. Mais lorsqu'elle dépend d'une inflammation forte avec adhérences des deux lobes
du poumon, elle doit s'établir peu à-peu et par

____

(1) *De sed. et caus. epist.* 20, §. 14.

P.

degrés. Si elle est produite à la fin d'une inflammation de poitrine mortelle, par la concrétion de masses polypeuses dans les cavités du cœur ou des gros vaisseaux, cette cause est nécessairement précédée et accompagnée de tous les signes d'une mort prochaine et inévitable.

Supposé que l'examen très-attentif du malade nous confirme dans l'opinion, que l'orthopnée qu'il éprouve est causée par un épanchement, il reste encore à examiner si cet épanchement a lieu seulement dans un des côtés de la poitrine, ou s'il paroît s'être fait dans les deux.

Si dans le cours d'une pleurésie, on voit survenir les signes d'un épanchement dans la cavité de la poitrine, on a lieu de présumer qu'il s'est fait seulement dans le côté affecté d'inflammation. Si le malade rapporte à ce seul côté le sentiment de pésanteur incommode qu'il éprouve au bas de la poitrine. S'il ne peut absolument se tenir couché, ni même panché sur le côté opposé. Si la poitrine étant découverte et examinée avec attention, surtout à la partie postérieure, le côté où l'on a lieu de croire qu'il s'est fait un épanchement, paroît sensiblement plus gros que l'autre. Si la main appuyée sur ce côté, on sent dans les mouvements de la poitrine une espece de bouillonnement ou de frémissement intérieur, qu'on ne sent pas en appuyant la main sur l'autre côté. A tous ses signes, on reconnoît que l'épanchement n'a lieu que dans un des côtés de la poitrine. Et ce sera sans doute dans de semblables cas qu'on pourra tenter l'opération de l'empyeme, ou celle de la paracenthese, sur-tout si la maladie n'ayant pas jusques là présenté de signes funestes, on a lieu de croire que l'épanchement est la cause principale qui menace le malade d'une mort prochaine.

Cette opération sera sans doute infructueuse dans un grand nombre de cas de cette espece. Elle le sera souvent, parce que l'altération imprimée par la maladie, soit au poumon, soit à la plevre, soit au médiastin, au péricarde, sera telle que la maladie eût été mortelle, indépendamment de l'épanchement.

Cette opération sera encore souvent infructueuse, parce que l'hydropisie de poitrine se trouvera compliquée d'une hydropisie du péricarde, dont les signes indiqués jusqu'à présent, sont trop incertains, pour que leur présence ou leur absence nous donne, sur l'existence ou la non existence de cette hydropisie, des probabilités suffisantes pour nous déterminer à entreprendre l'opération de l'empyeme ou de la paracenthese, ou à y renoncer.

Le Médecin qui conseillera cette opération dans le cas proposé, doit donc s'attendre que pour l'ordinaire elle n'aura pas le succès desiré. Il doit même en prévenir les assistants, et leur faire connoître que cette derniere ressource de l'art, ne peut rappeller à la vie qu'un très-petit nombre de malades réduits à un état aussi désespéré. Mais il suffiroit que sur cinquante on pût espérer d'en sauver un, pour nous faire un devoir de ne pas négliger d'y avoir recours en pareil cas.

§. 443. * 32.

Je n'ignore pas que dans ces derniers temps, des Auteurs très-respectables ont examiné cette matiere *ex professo*, et que le résultat de leurs réflexions et observations, a été de prononcer que la coëne ne pouvoit fournir ni bonnes indications curatives, ni aucun signe pronostic. Pour ce qui regarde les signes pronostics, il m'est impossible d'être de leurs avis; et je puis assurer que ceux que je donne dans les §. 442, 443, sont fondés sur une longue expérience, sur un très-grand nombre d'observations.

§. 446. * 33.

Il n'y a pas d'empire où l'esprit de servitude ait plus dominé que dans celui de la Médecine. Et il y a peu d'exemples plus frappants de cette vérité, que le dogme qui fait le sujet de cette remarque. Galien a dit que dans la pleurésie le pouls étoit dur, et depuis Galien, tous nos Auteurs ont assuré la même chose; et il faut pour cela qu'ils aient renoncé à des observations qu'ils étoient, pour ainsi dire, à portée de faire chaque jour. Il y a des pleurésies où dès le commencement le pouls est mol, petit et foible, loin d'être dur : telles sont les pleurésies malignes. Dans les pleurésies inflammatoires, le pouls est quelquefois dur, quelquefois souple et développé : dans certains cas, on le trouve petit, dans d'autres, très-étendu. En un mot, le pouls n'est constamment le même, ni dans toutes les pleurésies, ni depuis le commencement d'aucune pleurésie jusqu'à sa fin. On a donc eu tort de faire entrer la dureté du pouls dans la définition de cette maladie.

§. 466. * 34.

C'est ici, où je me trompe fort, un de ces cas si fréquents en Médecine, où la raison doit se soumettre à l'observation. Je crois effectivement avoir bien observé que les inflammations de poitrine qui débutent par un vomissement opiniâtre, sont sujettes à faire voir dans leur cours une expectoration purulente. Mais quelle en est la cause ? Par quels ressorts secrets une inflammation de poitrine qui doit se terminer par une expectoration purulente, débute t-elle par un vomissement opiniâtre ? C'est ce que j'ignore.

§. 475. * 34.

Il est nécessaire de prévenir ici les jeunes Médecins contre une faute de diagnostic que j'ai vu commettre bien souvent. Une pleurésie ou une péripneumonie étant suivie d'une fievre remittente

(230)

ou intermittente , (au moins en apparence) et
réglée pour le période des accès ou des redoublements en tierce ou en quotidienne , ces accès ou
redoublements prenant aux mêmes heures , et
débutant par un frisson tout-à-fait semblable à
celui d'une fievre intermittente : j'ai vu souvent prendre de telles fievres pour des fievres
intermittentes , et méconnoître leur caractere
de fievre de suppuration. Un Médecin instruit ,
ne commettra pas une semblable faute. Il ne
soupçonnera pas facilement qu'une véritable fievre
intermittente vienne se placer à la suite d'une
pleurésie ou d'une péripneumonie. Mais compa-
rant la marche de cette fievre avec les autres symptomes que présente la maladie, il y reconnoîtra
tous les signes d'une fievre de suppuration.

§. 489. * 36.

Pour confirmer ce que j'avance dans ce paragraphe, je transcrirai ici simplement une observation que j'ai faite en 1752 , et je la transcrirai
telle que je la trouve dans mon recueil. *Hunc morbum (pulmonis tuberculum (1)) vidi apud
Arnaud cui, cum jamdiù tussiret ac dolorem
persentisceret in pectore, in cervicis parte porticâ,*

---

(1) Il s'agit dans cet endroit, de mon recueil du tubercule du
poumon, dont il est parlé dans Hip. *De morb. lib.* 1°. On
peut voir ce que j'en dis aux §. 515, 516, 517.

imò et secundùm brachia, itâ ut alterutrum at-
tollere sine dolore non posset, observata est in-
ter secundam et tertiam costas lateris dextri pul-
satio valdè manifesta, quæ me ipsum et alios ane-
vrysmatis opinione fefellit. Tuberculum matu-
ratum ruptumque (ut pus per expectorationem
ingenti copiá prodiret) anevrysmatis speciem
penitùs sustulit. Similis tumor anevrysmatis
opinione ballonium decepit epid. lib. 2.

§. 516. * 37.

C'est cet abscès du poumon qu'Hipocrate décrit (1) sous le nom de tubercule du poumon.
Tuberculum in pulmone fit hoc modo. Cum pitui-
ta aut bilis coacta putrescit. Et quamdiù quidem
adhuc crudius fuerit, dolorem exilem ac tussim
siccam inducit. Postquam autem maturatum
fuerit, dolor et antè et retrò acutus fit, et calores
corripiunt ac tussis vehemens. Et si quidem quàm
citissimè maturuerit et eruperit, et pus sursùm
vertatur, ac totum expuatur, et ventriculus in
quo fuerat pus, contrahatur ac reficcetur, peni-
tùs sanus evadet, etc. Ce tubercule du poumon
des anciens, constitue, comme on voit, une maladie très-différente de celle à laquelle les modernes ont donné le même nom. Celui des anciens est proprement un abscès. Ceux des mo-

---

(1) *De morbis*, *lib.* 1. Voyez aussi **Lemnius**, *obs. Medici....*
p. 120, et la Note précédente.

dernes sont des tumeurs dures , glanduleuses qui se forment dans le poumon, qui excitent une toux opiniâtre , une petite fievre , finissent par s'ulcérer les uns après les autres , et font périr le malade dans la consumption. Le commencément de cette même maladie a reçu de quelques Auteurs le nom de catarrhe ferin.

§. 526. * 38.

Tout ce que j'avance ici au sujet de la vomique lymphatique (321 *et suiv.*) est uniquement fondé sur l'observation. J'ai vu tout ce que je dis , dans les §. 521 , 522 , 523 , 524 , 525. La conjecture 526 est pareillement appuyée sur l'observation. Je fus appellé dans la nuit pour une Demoiselle , âgée d'une trentaine d'années , qui , six mois auparavant, avoit rendu une vomique lymphatique , et avoit échappé au péril de la phthisie , dont elle avoit été fortement menacée. Arrivant chez cette Demoiselle , je la trouvai morte , suffoquée. J'ai soupçonné qu'une nouvelle vomique qu'elle n'avoit pu rendre , avoit causé sa mort. Il ne m'a pas été possible de le vérifier sur son cadavre, ses parents n'en ayant pas permis l'ouverture.

§. 539. * 39.

Si quelqu'un périt d'une semblable hémorrhagie, c'est ordinairement l'affaire de quelques minutes.

Ii

Il périt en régorgeant le sang à gros bouillons , soit par la rupture de quelqu'anevrisme qui se soit ouvert dans les bronches , soit parce qu'un ulcere du poumon aura rongé les parois de quelque gros vaisseau artériel ou veineux. Sur un grand nombre de pulmoniques , on en voit quelques-uns périr de cette maniere. Mais tant que cette expectoration de sang n'est qu'une simple hémopthysie , c'est-à dire , tant que le malade ne crache le sang qu'en toussant , on n'est pas dans le cas de craindre un pareil événement. Et il est d'autant plus essentiel de prémunir les jeunes Médecins contre cette crainte , que le desir d'arrêter promptement le crachement de sang , a souvent fait faire les fautes les plus graves dans le traitement délicat de cette maladie.

§. 552. * 40.

Il est d'autant plus essentiel de connoître les signes avant-coureurs de l'apoplexie , qu'il ne paroît pas impossible de corriger la disposition à cette maladie par le travail et la sobriété. Tandis qu'au contraire , une fois développée , ou elle fait périr le malade , ou elle laisse après elle des infirmités qui très-souvent subsistent le reste de la vie. Dans le nombre de ces signes avant-coureurs qui marquent une disposition prochaine à l'apoplexie , les douleurs fixes et opiniâtres dans quelque partie de la tête , tiennent peut-

être le premier rang, tant on voit de paralyti-
ques qui, en faisant l'histoire de leur maladie,
ne manquent pas de faire mention d'une douleur
fixe et opiniâtre qu'ils auront soufferte dans
telle ou telle partie de la tête, un mois ou
deux avant leur premiere attaque d'apoplexie
ou d'hémiplégie.

§. 556. * 41.

Les définitions de l'apoplexie, qu'on donne
quelquefois dans les Ecoles, et celles qu'on
trouve chez un grand nombre d'Auteurs, sont
capables d'induire les jeunes Médecins dans les
erreurs les plus graves. Si nous leur définissons
l'apoplexie, une privation subite de tout sentiment, de tout mouvement volontaire ; si nous
y ajoutons la respiration stertoreuse : nous ne
leur donnons pas une définition de l'apoplexie
en général, une définition qui convienne à tous
les cas, où les Praticiens reconnoîtront l'apoplexie. Mais nous leur définissons seulement l'apoplexie forte et mortelle. Il faut donc prévenir
les jeunes Médecins, que cette maladie differe
d'elle - même par des nuances très-multipliées :
que quelquefois elle est foudroyante et tue le
malade au moment qu'elle se déclare : qu'elle
est quelquefois conforme à la définition que
nous venons de critiquer ; et que c'est alors
l'apoplexie forte et mortelle d'Hipocrate. Que

dans d'autres cas , la privation du sentiment
et du mouvement n'est pas subite , mais s'établit par degrés. Qu'enfin il y a des cas d'apoplexie où la respiration n'est nullement stertoreuse, où le malade conserve la faculté d'avaler ,
où il conserve plus ou moins de sensibilité ,
plus ou moins de mouvement , lorsqu'on le
pince ou qu'on le pique ; où il ouvre les yeux ,
et dit même quelques mots , quand on le
tourmente à un certain degré.

F I N.

9 782329 291000